INSTRUCTION

POUR SERVIR DE GUIDE

AUX OFFICIERS DE SANTÉ

DANS L'APPRÉCIATION

DES INFIRMITÉS OU DES MALADIES

QUI RENDENT IMPROPRE AU SERVICE MILITAIRE,

APPROUVÉE PAR LE MARÉCHAL DE FRANCE,

MINISTRE SECRÉTAIRE D'ÉTAT DE LA GUERRE,

LE 2 AVRIL 1862,

D'après la proposition du Conseil de santé des Armées.

(Extrait du *Journal militaire officiel*, 1er sem. 1862, n° 12.)

DEUXIÈME TIRAGE.

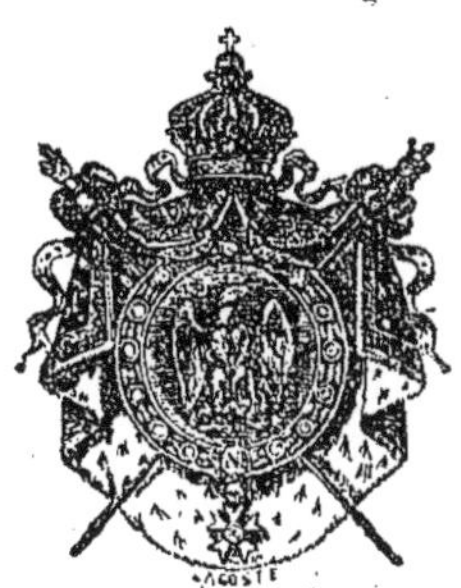

PARIS,

LIBRAIRIE MILITAIRE.

J. DUMAINE, LIBRAIRE-ÉDITEUR DE L'EMPEREUR,

RUE ET PASSAGE DAUPHINE, 30.

1865

INSTRUCTION

POUR SERVIR DE GUIDE

AUX OFFICIERS DE SANTÉ

DANS L'APPRÉCIATION

DES INFIRMITÉS OU DES MALADIES

QUI RENDENT IMPROPRE AU SERVICE MILITAIRE,

APPROUVÉE PAR LE MARÉCHAL DE FRANCE,

MINISTRE SECRÉTAIRE D'ÉTAT DE LA GUERRE,

LE 2 AVRIL 1862,

D'APRÈS LA PROPOSITION DU CONSEIL DE SANTÉ DES ARMÉES.

(Extrait du *Journal militaire officiel*, 1er semestre 1862, n° 42.)

2e TIRAGE.

PARIS,

LIBRAIRIE MILITAIRE.

J. DUMAINE, LIBRAIRE-ÉDITEUR DE L'EMPEREUR,

RUE ET PASSAGE DAUPHINE, 30.

—

1865

INSTRUCTION

POUR

LES OFFICIERS DE SANTÉ

SUR

LES INFIRMITÉS OU MALADIES

QUI RENDENT IMPROPRE AU SERVICE MILITAIRE.

OBSERVATIONS PRÉLIMINAIRES.

1. Le service militaire, en raison des obligations de toute nature, des fatigues, des privations et des dangers auxquels il soumet l'homme de guerre, exige, chez lui, des conditions d'aptitude qui intéressent à la fois la population et l'État.

Soit donc que le sujet à examiner obéisse à la loi commune du recrutement, ou qu'il s'enrôle volontairement sous les drapeaux, soit qu'il demande à être admis dans les divers services de l'armée, une condition préalable à remplir, condition à laquelle il demeure soumis après l'incorporation, c'est d'être d'une complexion forte, de jouir de la plénitude de ses facultés physiques et intellectuelles, enfin de n'avoir aucune infirmité de nature à le rendre impropre au service militaire.

Les maladies ou infirmités incompatibles avec le service militaire entraînent l'*exemption* pour les sujets appelés à être visités devant les conseils de révision, et la *réforme* pour ceux qui font partie des cadres de l'armée.

Le soldat doit être sain et vigoureux, non-seulement afin d'exécuter les exercices et les travaux qui lui sont imposés, de résister aux fatigues qui en sont souvent la suite, mais encore afin de puiser dans le sentiment de la force organique l'énergie nécessaire pour lutter contre les intempéries, supporter les privations, braver les obstacles et les périls, s'habituer à toutes les vicissitudes auxquelles expose le métier des armes en temps de guerre et même en temps de paix.

11.

(172)

C'est donc, sous tous les rapports, chose très-grave que le choix des hommes à admettre dans les rangs de l'armée : et les médecins, arbitres essentiellement compétents, appelés par la loi à concourir à ce choix, comme experts, doivent bien se pénétrer de la responsabilité qu'ils partagent avec les conseils de révision et les autorités militaires : la probité la plus sévère et le sentiment de l'humanité doivent être ici, comme partout, les mobiles de leur conduite ; mais ces deux qualités ne suffiraient pas si elles n'étaient dirigées par un savoir solide, fruit de l'étude et de l'expérience ; car, s'il est des infirmités visibles à tous les yeux et assez facilement appréciables pour que chacun puisse, sans hésitation, se prononcer sur leur nature, il en est d'autres, et en assez grand nombre, qui, sous de trompeuses apparences, sont liées à des altérations intimes, qu'un praticien instruit, exercé, attentif, peut seul discerner et juger. Or, celles-ci, qui siégent dans les organes essentiels à la vie, sont ordinairement les plus graves et mettent le sujet dans l'impossibilité de faire un bon service ; elles nécessitent de fréquents et onéreux séjours dans les hôpitaux et souvent, empirant par l'effet de circonstances défavorables dans lesquelles le soldat se trouve tout à coup placé, le font succomber avant le temps. Le jugement, dans ce cas, dépend en grande partie de la sagacité du médecin et de la confiance qu'il inspire.

La gravité de cette situation, où l'homme de l'art intervient dans l'un des grands intérêts de la société, a déterminé à rappeler, par la présente instruction, l'attention et les méditations des médecins sur les devoirs qu'elle impose, les difficultés qui l'entourent, les moyens de les surmonter, afin qu'ils soient toujours prêts à remplir une si importante mission.

Les difficultés dont il vient d'être question se rapportent à trois points, à savoir : 1° à l'obscurité qui enveloppe souvent le diagnostic médical, et contre laquelle il n'y a de remède que dans le savoir et l'expérience professionnels ; 2° aux fraudes auxquelles on est exposé de la part des sujets examinés ; 3° enfin, dans quelques cas, aux conditions mêmes dans lesquelles se fait l'examen.

Les individus soumis à cet examen peuvent chercher à se soustraire au service, et, dans ce but, ils allèguent quelque infirmité ; ou, au contraire, intéressés à se faire admettre ou maintenir sous les drapeaux, ils taisent ou dissimulent les imperfections ou les maladies qui pourraient motiver leur exclusion.

Dans la première catégorie se trouvent les jeunes gens appelés par la loi ; dans la seconde, les hommes qui se présentent pour servir sous les différents titres d'engagés volontaires, de substituants, de remplaçants, de rengagés, ou les jeunes soldats qui devancent la mise en activité. Cependant cette distinction ne doit pas être absolue ; elle se modifie même nécessairement, suivant que l'on considère les mêmes individus avant ou après l'incorporation. Ainsi, dans les contingents, on trouve des sujets qui, soit par indifférence, soit par exaltation momentanée ou généreux instinct, passent sous silence des accidents réels, et dissimulent même habilement des infirmités qu'ils pourraient faire valoir pour être exemptés. D'autres, après avoir échoué dans leurs tentatives de fraude devant les conseils de révision, à la visite générale qui précède la mise en activité, à celle qui se fait à l'arrivée au corps, prennent résolûment leur parti et se montrent soldats irréprochables. Il n'est pas rare, au contraire, de voir des engagés volontaires se repentir d'une détermination irréfléchie, s'abandonner au découragement, et chercher, par des subterfuges, à se soustraire à l'obligation qu'ils ont contractée. Ce changement de dispositions est beaucoup plus commun encore parmi les remplaçants ; aussi la visite de ceux-ci exige-t-elle la plus grande circonspection, qu'il s'agisse, soit de les accepter, soit de les réformer après leur admission. Il faut reconnaître, cependant, que les nouvelles dispositions législatives concernant le remplacement diminuent l'importance de cette observation.

La qualité sous laquelle se présente un jeune homme pour être admis dans l'armée, appelé, engagé volontaire ou remplaçant, donne au médecin un élément précieux d'appréciation, puisqu'il sait que, chez le premier, s'il doit surtout déjouer la simulation, il doit, au contraire, s'attacher principalement, chez les derniers, à découvrir les affections dissimulées.

Quelle que soit, du reste, la position des individus soumis à son examen, le médecin, également en garde contre toute espèce d'omission ou de fraude, doit rechercher : 1° s'il n'existe pas d'infirmité dont le sujet ignorerait lui-même l'existence ou la gravité, qu'il passerait sciemment sous silence, ou enfin qu'il dissimulerait artificieusement ; 2° si l'infirmité alléguée existe réellement ou si elle est feinte. Dans ce dernier cas, après avoir constaté la simulation, on ne devrait pas moins procéder à un examen complet et rigoureux, car l'imposteur pourrait à son insu, présenter un véritable motif d'*incapacité*. Si l'infirmité existe, après en avoir reconnu la réalité, il reste à établir si, par son essence ou sa gravité, elle rend inhabile au service militaire ; et subsidiairement, lorsqu'il y a inaptitude, si l'infirmité n'a pas été *provoquée* à dessein.

La question principale est susceptible d'une solution différente, suivant les circonstances dans lesquelles elle se présente. Ainsi, d'après le n° 25 de l'instruction du 18 mai 1840, les conseils de révision ne peuvent ajourner ni envoyer à l'hôpital les individus malades ou atteints d'infirmités, attendu que la loi du 21 mars 1832 n'autorise aucun ajournement lorsqu'il n'y a pas intervention des tribunaux, ou qu'un délai n'est pas accordé pour production de pièces ou pour cas d'absence. Il résulte de cette disposition : 1° que le médecin est, le plus souvent, dans l'obligation de se prononcer séance tenante ; cependant le conseil peut toujours, dans les cas douteux, décider l'ajournement pour se procurer les pièces de l'enquête qui serait jugée nécessaire. Il usera surtout de cette faculté, que la loi lui accorde, à l'égard des maladies aiguës siégeant dans des organes essentiels à la vie ; en effet, ces affections, lorsqu'elles ont une cer taine intensité, peuvent avoir une issue funeste ou une convalescence longue, et entraîner à leur suite des désordres sérieux qui exigeraient l'*exemption*; mais elles peuvent aussi se terminer promptement, et, malgré les symptômes les plus alarmants, ne laisser après elles aucune conséquence fâcheuse. Aux termes des instructions ministérielles, cette décision doit être favorable à tout homme qui n'est pas *évidemment* propre à faire un bon service; par conséquent, le médecin doit se prononcer pour l'*exemption* chaque fois qu'il n'y a pas probabilité d'une prompte et durable guérison, à plus forte raison chaque fois que cette guérison ne peut être obtenue que par une opération sanglante, qui, dans aucun cas, ne saurait être imposée; l'on ne pourrait d'ailleurs répondre du succès d'une opération, quelque légère qu'elle fût, surtout si elle était faite dans des conditions si défavorables sous le rapport de l'état moral du sujet : l'incertitude exige que l'on s'abstienne.

La *réforme* commande la plus stricte réserve. Il y aurait, en effet, danger moral si l'armée avait sous les yeux l'exemple fréquent d'une trop grande facilité dans l'application de ce moyen de libération. L'Etat a intérêt, d'un autre côté, à ne pas se dessaisir d'un homme qui ne sera point remplacé, et qui, façonné à la discipline, exercé aux détails du service, peut être très-utile encore, soit dans une position sédentaire, s'il ne conserve plus assez de vigueur pour accomplir toutes les obligations du service, soit même dans les rangs de l'armée active, si l'infirmité qu'il accuse n'est point réelle ou si l'art possède les moyens de la guérir. Dans cette dernière circonstance, d'ailleurs, c'est un devoir pour l'Etat de donner des soins assidus à tout militaire qui a déjà consacré une certaine partie de son temps à son pays, supporté des fatigues, couru des dangers, compromis sa santé ou reçu des blessures, contracté enfin des infirmités qui, si elles ne sont pas assez graves pour le mettre hors d'état de pourvoir à ses besoins et lui mériter une pension, peuvent cependant avoir affaibli ses moyens d'existence. Ainsi, l'on ne doit provoquer la réforme d'un homme qu'après avoir épuisé toutes les ressources de l'art pour le guérir, et qu'après l'avoir reconnu hors d'état de continuer à servir, soit activement, soit dans une position sédentaire. (*Instructions annuelles pour les revues d'inspection générale des corps d'infanterie et de cavalerie.*)

L'inaptitude bien constatée implique la question de savoir si elle ne résulte pas d'une mutilation ou d'une provocation volontaires, délit prévu par l'article 41 de la loi du 21 mars 1832, ainsi conçu :
« Les jeunes gens appelés à faire partie du contingent de leur
« classe, qui seront prévenus de s'être rendus impropres au service
« militaire, soit temporairement; soit d'une manière permanente,
« dans le but de se soustraire aux obligations imposées par la pré-
« sente loi, seront déférés aux tribunaux par les conseils de révi-
« sion, etc....... Seront également déférés aux tribunaux les jeunes
« soldats qui, dans l'intervalle de la clôture du contingent de leur
« canton à leur mise en activité, se seront rendus coupables du

« même délit. » Le médecin, dans cette conjoncture, doit redoubler de prudence, et à la fois de fermeté, pour éviter de tomber dans l'un ou l'autre de ces deux écueils, savoir : d'exposer légèrement un innocent à des poursuites judiciaires ou de faire prononcer l'exemption d'un sujet qui aurait, au contraire, encouru les sévérités de la loi, au préjudice d'un homme porteur d'un numéro plus élevé. A l'égard des militaires présents sous les drapeaux, c'est à l'officier de santé à faire spontanément au chef du corps, après y avoir mûrement réfléchi, les déclarations que sa conviction lui suggère.

Les difficultés, enfin, naissent quelquefois des circonstances dans lesquelles l'examen a lieu. Quand on a affaire à des militaires en activité de service, on peut, soit au corps, soit dans un hôpital, les soumettre, pendant le temps nécessaire, à une observation minutieuse et prolongée, à des épreuves variées et suivies; le médecin peut s'éclairer des avis de ses confrères, préparer et rassembler à loisir tous les éléments de diagnostic. Mais, quand il s'agit d'hommes à admettre dans les rangs de l'armée, on est obligé de se prononcer, dès la première visite, après une courte et rapide exploration, ou après un ajournement qui ne se prête point à une observation attentive et suivie. Cette nécessité peut être la cause de l'admission sous les drapeaux de beaucoup d'hommes impropres au service; et, pour éviter ce grave inconvénient, les officiers de santé ne sauraient apporter une attention trop scrupuleuse à l'accomplissement d'un devoir d'où dépend la bonne composition de l'armée.

Pour diminuer, autant que possible, les difficultés qui viennent d'être exposées, deux conditions sont indispensables : la première, de bien connaître la nature du service auquel les médecins sont appelés dans ces circonstances; la seconde, de procéder invariablement à l'examen de chaque homme, suivant un ordre arrêté d'avance et propre à remettre en mémoire, comme des points de repère, tous les détails sur lesquels l'attention doit se porter successivement (1).

---

(1) Dans l'instruction des propositions de *réforme*, comme dans celle des demandes de *pension de retraite*, les médecins doivent exprimer leur avis par écrit, dans des certificats dont la forme est réglementairement déterminée. Ici, tout le temps nécessaire leur est laissé pour examiner l'intéressé, pour peser mûrement leur avis, pour l'exposer, le motiver avec détails et méthodiquement. Il est indispensable qu'ils s'attachent à remplir toutes ces conditions, afin que les personnes qui auront à apprécier leurs conclusions puissent toujours le faire avec un suffisante connaissance de cause. Dans les cas de proposition de réforme avec gratification, par exemple, la solicitude du Gouvernement pour l'armée a voulu, par une décision récente, que les certificats fussent, comme ceux des demandes de retraite, communiqués au Conseil de santé, afin d'avoir son avis sur la question de savoir si l'infirmité n'est pas de nature à mettre définitivement l'ex-militaire dans l'impossibilité de pourvoir à sa subsistance, et à exiger, par conséquent, non un secours éventuel, mais une pension viagère, Or, cet avis ne peut être donné lorsque l'infirmité n'est indiquée que par une énonciation brève, sans explications circonstanciées sur ses particularités actuelles, sur les commémoratifs, et, lorsqu'il y a lieu, sur l'état général du sujet. Les médecins doivent, à cet effet, se pénétrer des recommandations insérées dans le *Recueil de mémoires de médecine, chirurgie et pharmacie militaires*, t. IV, 2ᵉ série.

CONSIDÉRATIONS GÉNÉRALES

SUR

LES MALADIES SIMULÉES, PROVOQUÉES ET DISSIMULÉES.

Généralités.

2. On entend par *maladie simulée* un ensemble de symptômes déterminés par des moyens artificiels pour faire croire à une maladie qui n'est pas réelle. La *maladie provoquée* existe véritablement, mais elle est le fait de manœuvres volontaires et coupables dans le but de se soustraire à une obligation. La *maladie dissimulée* est celle qui existe, mais que l'on cache lorsqu'on a quelque intérêt à ne pas la faire connaître.

Le médecin militaire doit toujours se tenir en garde contre la *simulation* de la part des *appelés* soumis à son examen devant les conseils de révision, et même des hommes admis sous les drapeaux qui cherchent ou à s'exempter d'un service ou à obtenir leur réforme.

Dans la visite des *remplaçants* et des *engagés volontaires*, l'attention du médecin sera sans cesse éveillée par la possibilité de *dissimulation* d'états incompatibles avec le service militaire.

Maladies simulées.

3. Les règles suivantes peuvent guider le médecin dans l'appréciation des *maladies simulées :*

1° Lorsqu'il existe le plus faible doute, on penchera toujours à supposer la simulation plutôt que la réalité. L'examen détaillé du sujet sera fait, quoique avec toute la réserve et la modération désirables, suivant cette supposition ;

2° Une maladie ou une infirmité étant accusée par un *appelé* ou par un soldat, le médecin doit, avant tout, s'assurer si elle est de nature à être simulée. C'est le point de départ obligé de tout examen ultérieur ;

3° Il fondera ses présomptions sur les rapports qui peuvent exister entre la maladie supposée et les conditions physiologiques, les occupations habituelles, l'habitation du sujet examiné ;

4° L'interrogation que le médecin fait subir à l'individu permettra d'apprécier si les symptômes qu'il accuse sont bien ceux que la maladie devrait présenter, ou s'ils sont en contradiction entre eux et avec les phénomènes connus de cette affection. Une réponse précise et vraie dans un cas de simulation supposerait une instruction spéciale et un degré d'intelligence qu'on ne rencontre pas habituellement dans ces circonstances. Cette interrogation doit, d'ailleurs, être faite d'une manière vague, afin de laisser le sujet dans l'incertitude sur la réponse à faire. En y joignant adroitement quelques questions étrangères à la maladie accusée, il est rare que le simulateur ne confonde pas entre eux des symptômes qui doivent appartenir à des états morbides différents ;

5° On détournera l'attention de l'homme examiné, et souvent, alors, on pourra lui faire exécuter des actes qu'il ne saurait accomplir si la maladie prétextée existait réellement.

Maladies provoquées.

4. Les *maladies provoquées* laissent souvent le médecin dans un grand embarras, car elles présentent rarement des signes qui puissent indiquer leur origine. Elles ne peuvent, en général, être reconnues que lorsqu'elles sont récentes ; dans les cas douteux, l'officier de santé examinera avec le plus grand soin les caractères qu'elles présentent, en les rapprochant de l'état général du sujet, de ses conditions habituelles d'existence et des motifs qui ont pu le porter à cet acte blâmable, quelquefois même criminel.

Maladies dissimulées.

5. Le rôle du médecin, bien que moins étendu en ce qui concerne les *maladies dissimulées*, est loin d'être toujours facile ; car plusieurs d'entre elles peuvent échapper à l'examen le plus attentif. Il en est surtout ainsi des maladies internes, lorsqu'elles n'ont pas entraîné de désordres généraux, et que rien ne peut faire soupçonner leur existence. Les affections intermittentes peuvent particulièrement rester méconnues lorsque le médecin n'assiste point à l'un des accès.

Les organes des sens doivent être scrupuleusement examinés dans leurs expressions fonctionnelles : en parlant à voix basse au sujet, on s'assurera qu'il n'est point sourd ; en soumettant à sa vue des objets de petite dimension, on reconnaîtra l'intégrité de la vision ; en lui faisant exécuter divers mouvements des membres, on acquerra des notions suffisantes sur la motilité ; on ne doit, enfin, jamais négliger de le faire parler à haute voix, et même de lui faire pousser quelques cris.

L'auscultation et la percussion seront employées lorsqu'il existera le plus léger doute sur le bon état des organes splanchniques. Enfin, le médecin portera le plus sérieux examen à toutes les ouvertures naturelles, qui sont le siège fréquent de maladies qu'on pourrait aisément dissimuler.

MODES D'EXPLORATION.

L'examen de l'individu soumis à la visite comprend plusieurs opérations distinctes :

1° Examen d'ensemble.

6. L'homme se présente entièrement nu et subit déjà un premier examen en s'avançant vers le médecin ; on le fait placer debout, les pieds sur un tapis ou sur une natte, les talons rapprochés, les bras pendants sur les côtés du corps, les mains étalées et leur paume dirigée en avant (position du soldat sans armes). On jette alors sur tout l'individu un regard d'ensemble qui fait apercevoir et juger d'emblée les grands vices de conformation, ceux qui ne peuvent permettre aucun doute sur l'inaptitude au service, tels que le *marasme* ou l'*obésité*, les *difformités considérables de la face*, les *taches larges, livides, velues, hideuses* et les *déperditions de substance des joues, la perte des deux yeux* ou *d'un seul œil*, du *nez, d'un membre ou d'une partie essentielle d'un membre*, de la *verge*, les *difformités évidentes des membres*, les *pieds bots*, etc., etc. C'est à ce groupe d'affections très-diverses que s'appliquent, de prime abord, la sagacité du coup d'œil, la promptitude de l'examen et la précision du jugement, de la part du médecin, qualités qui, bien souvent, serviront de base à la confiance qu'il doit inspirer au conseil.

2° Examen de détail.

7. Mais le premier coup d'œil ne suffit pas toujours ; un examen attentif et minutieux est souvent nécessaire, et ce que la vue ne découvre pas se perçoit quelquefois au toucher, dont les modifications éclairent le diagnostic d'une foule de maladies externes. L'intervention des autres sens et de méthodes artificielles d'investigation peuvent le compléter utilement.

On passe donc successivement à l'examen particulier et détaillé des différentes régions du corps, en commençant par la tête, et en procédant, dans chaque région, de l'extérieur à l'intérieur. On interroge, par tous les moyens, chaque organe, dans le but de s'assurer : 1° si rien ne porte obstacle à la liberté et à la plénitude des actes nécessaires à la profession des armes ; 2° si aucune partie ne doit souffrir du port des vêtements, de l'armure ou de l'équipement ; 3° si, par suite de faiblesse, de disposition morbide ou de maladie existante, la santé et même la vie du sujet ne seraient pas compromises par quelqu'une des circonstances inhérentes à la carrière militaire ; 4° enfin, si le sujet n'est pas atteint de quelque infirmité qui, bien qu'elle n'apporte aucun trouble à l'exercice des fonctions, soit de nature à exciter le dégoût parmi les autres, et par là même, incompatible avec l'existence en commun des soldats.

3° Emploi d'agents ou d'instruments spéciaux de diagnostic.

8. On a proposé l'emploi des *anesthésiques*, pour reconnaître la simulation de certaines maladies. Tout en appréciant l'importance de ce moyen de diagnostic, des motifs de haute convenance et les dangers qui y sont inhérents ne peuvent en autoriser l'usage devant les conseils de révision. On ne doit même y recourir qu'avec une extrême réserve dans les hôpitaux militaires, sur des sujets incorporés et lorsqu'il s'agit d'affections susceptibles d'entraîner la *réforme.*

On ne peut qu'indiquer ici les instruments applicables à certaines régions, tels que l'*ophthalmoscope*, le *laryngoscope*, le *stéthoscope*, le *speculum auris* ou *ani*, les *sondes* et *algalies*. Les développements relatifs à chacun de ces instruments doivent être réservés pour les chapitres qui traitent des affections propres aux organes auxquels ils se rapportent.

MALADIES GÉNÉRALES.

Faiblesse de constitution.

9. Sans qu'il existe dans aucun organe, dans aucun tissu de l'économie, une maladie ou infirmité spéciale assez grave pour rendre, par elle-même, l'homme impropre au métier des armes, il peut cependant résulter de l'ensemble de l'exploration l'opinion que le sujet ne jouit pas de toute la force nécessaire pour résister aux influences extérieures, pour réagir contre les causes de dépression, pour donner à la santé de la durée, pour la rétablir spontanément et promptement; qu'il ne possède pas l'énergie, la vigueur, non moins indispensables que l'intégrité des organes. C'est ce qu'on entend généralement par *faiblesse de constitution*, expression vague, quoique juste, mais dont on ne saurait préciser le sens d'une manière absolue : car cet état dépend d'une foule de données essentiellement variables. Voici, néanmoins, quelques-uns des traits caractéristiques de cette cause d'inaptitude : taille trop élancée par rapport à la largeur du corps; cou allongé et mince; poitrine étroite, enfoncée ou aplatie, ventre déprimé. Les membres, au lieu d'être renflés à la partie qui correspond au centre des muscles et de se rétrécir vers les jointures, présentent un état inverse; les extrémités des os sont gonflées, les articulations empâtées et les parties intermédiaires grêles, effilées; la peau est sèche et rude, ou molle et flasque, dégarnie de poils; les lèvres sont pâles et blafardes; la voix est peu vibrante; la parole peu accentuée; le regard manque de vivacité; les gestes, enfin, sont mous et lents.

On n'oubliera pas, toutefois, que cette apparence d'exténuation peut tenir à des causes accidentelles, ou se présenter dans la convalescence des maladies aiguës très-graves; qu'elle pourrait même être provoquée. Mais le médecin expérimenté distinguera facilement cette émaciation indépendante de la constitution, à la conservation d'une certaine animation des traits, à des restes de coloration de la peau, qui n'atteint jamais à la pâleur diaphane caractéristique de la faiblesse constitutionnelle.

Anémie.

10. L'*anémie*, caractérisée par la faiblesse générale, la maigreur, la flaccidité et la pâleur des tissus, quelquefois l'infiltration du tissu cellulaire, le souffle carotidien, et qui complique souvent le scorbut, ne doit motiver l'*exemption* que lorsqu'elle est très-prononcée. La misère, certaines professions sédentaires s'exerçant dans un milieu humide, un travail disproportionné aux forces de l'individu, des excès vénériens, la convalescence de maladies graves, sont les causes les plus fréquentes de cet état, qui cède, le plus souvent, à de bonnes conditions hygiéniques, à un air pur et à une alimentation réparatrice. L'*exemption*, dans ces cas, ne serait accordée que lorsque l'anémie est profonde et exigerait, pour sa guérison, un long travail de reconstitution organique. Elle peut être aussi liée à une affection grave qui suffirait pour rendre le sujet impropre au service militaire. L'anémie peut résulter, chez les soldats, des fatigues et des privations de la vie militaire en campagne; des soins bien entendus dominent le plus habituellement cet état, qui exige bien rarement la *réforme*. L'anémie peut être *provoquée*, non *simulée*.

Scrofules.

11. Les *scrofules* qui n'ont pas été modifiées par l'influence de la puberté et qui sont caractérisées, soit par des engorgements ganglionnaires, soit par des ulcérations dans les régions sous-maxillaires, cervicales, etc., sont d'une guérison assez difficile pour justifier le renvoi des jeunes gens qui en sont atteints. Cependant, dans le cas où cette diathèse, d'ailleurs unie à un bon état de santé, est peu développée et constitue plutôt une disposition qu'un état confirmé; dans les cas, surtout, où cette menace de scrofules résulte des mauvaises conditions hygiéniques dans lesquelles l'homme a vécu jusque-là, il arrive parfois que le changement de lieux, de régime, d'habitudes, modifie avantageusement la constitution, et que l'on fait un soldat robuste d'un homme qui, dans la vie civile, était fatalement voué aux infirmités qu'entraîne la diathèse scrofuleuse. Cette affection a des caractères trop tranchés, et les sujets qui en sont atteints présentent des particularités constitutives trop remarquables pour qu'on puisse être trompé sur la nature des ultérations produites, artificiellement ou accidentellement, par des caustiques ou des substances irritantes, parce que rien ne peut imiter les caractères des lésions dépendantes du tempérament lymphatique exagéré. Il en est de même des cicatrices que les unes et les autres laissent après leur guérison.

La réforme doit être prononcée, chez les scrofuleux, dans tous les cas où l'*exemption* serait motivée.

Les jeunes gens scrofuleux ont le visage un peu bouffi, recouvert d'une peau fine, transparente, blanche, légèrement rosée; les ailes du nez sont lisses, tuméfiées; la lèvre supérieure est empâtée; les contours des membres sont arrondis, les chairs molles et flasques; le bas-ventre est un peu plus développé qu'il ne devrait l'être. Dans un degré plus avancé, on trouve souvent les paupières humides, rouges, éraillées, les yeux injectés ou chassieux, les oreilles entourées de croûtes ou suppurantes.

Quelques fourbes, pour mieux donner le change, mettent la veille sur les bords libres des paupières, dans les narines et sur la lèvre supérieure, une substance irritante qui fait gonfler ces parties; mais, quelque apparence de réalité qu'on puisse prêter à ces irritations locales, et en supposant qu'elles ne soient point trahies par la réaction inflammatoire qu'elles excitent elles-mêmes, l'absence des autres phénomènes, la fermeté et l'élasticité des chairs surtout, rendent l'erreur difficile. D'ailleurs, les ulcérations et les cicatrices scrofuleuses ont des caractères distinctifs, comme on l'a déjà dit : les premières ont un fond pâle et blafard; leurs chairs sont molles, leurs bords décollés et amincis; la matière qui en découle est séreuse, mêlée de grumeaux caséiformes. Les cicatrices qu'elles laissent après elles sont profondes, souvent adhérentes aux parties sous-jacentes, violacées quand elles sont assez récentes, et d'un gris jaunâtre quand elles sont anciennes; inégales, couturées, fragiles, et placées généralement sur le trajet des ganglions lymphatiques.

Syphilis.

12. La *syphilis* primitive, quelle que soit sa forme symptomatique, ne saurait motiver l'*exemption* du service que dans le cas où il existerait de vastes ulcères devant laisser après eux des cicatrices faibles, étendues ou difformes ou une perte de substance assez considérable.

Il n'en est pas de même des accidents secondaires, qui dénotent l'infection vénérienne : altération profonde de la constitution, engorgement des ganglions lymphatiques cervicaux, axillaires, inguinaux, etc., ulcérations des membranes muqueuses du nez, de la gorge et du rectum; carie des os. Ces accidents, sans doute, quelle que soit leur gravité, sont généralement curables, quand leur traitement est confié à des mains habiles et prudentes; mais il est certain aussi que des constitutions détériorées à ce point ne reprendront jamais assez de vigueur et d'énergie pour supporter le métier des armes. Les hommes qui en sont atteints doivent donc être tous rejetés, et l'on n'a point à craindre que cette cause d'*exemption* soit jamais *provoquée* : personne, certes, ne voudrait l'acheter à ce prix. D'un autre côté, les individus qui ont été refusés par de semblables motifs sont, pour ainsi dire, mis hors la loi commune, repoussés de la société et deviennent de véritables parias. Cette considération morale suffirait seule pour arrêter ceux qui auraient la malheureuse pensée de se racheter du service au prix d'une vie de souffrances et de misère.

Les engagés volontaires et les remplaçants ne seront admis dans aucune circonstance, s'ils se présentent atteints de syphilis, même primitive, et quelque simple qu'elle paraisse.

Scorbut.

13. Le *scorbut*, maladie qui n'est jamais congénitale, mais toujours acquise, offre différents degrés de gravité qui exercent une grande influence sur le jugement à porter. Dans les cas légers et localisés, caractérisés par l'état des gencives, qui sont boursouflées, ramollies et saignantes, un traitement rationnel et un changement dans les conditions hygiéniques du sujet suffisent, le plus souvent, pour amener la guérison. Lorsque la diathèse est déjà marquée par la fongosité des gencives, les déchaussements des dents, l'œdème des membres, la décoloration des tissus, l'infiltration séreuse, les taches rosées, les hémorrhagies passives et les douleurs musculaires, le doute n'est pas possible, et l'*exemption* doit être prononcée.

Les altérations organiques qui s'observent à la suite des scorbuts graves nécessitent souvent la *réforme*.

Autres cachexies.

14. Les *diverses cachexies, paludéenne, saturnine, mercurielle* et autres, résultant de causes professionnelles, se présentent également sous différents états de gravité que le médecin doit apprécier avant de formuler son jugement. Il peut obtenir de précieux renseignements par la connaissance de l'habitation et des occupations habituelles du sujet soumis à son examen. Un simple changement dans les conditions d'existence suffit bien souvent pour la guérison de ces états cachectiques, et, lorsqu'ils sont peu développés, on agit dans l'intérêt de l'homme, sans nuire à ceux de l'armée, en l'admettant sous les drapeaux. Cependant, lorsqu'on reconnaît l'ensemble des symptômes qui indiquent une infection profonde, on ne doit pas hésiter à se prononcer en faveur de l'*exemption*. La *réforme* serait également proposée si l'on avait échoué dans l'application de tous les moyens hygiéniques et médicaux que la science indique.

Ces divers états cachectiques pourraient être provoqués, mais non simulés.

Tubercules.

15. Les *tubercules*, bien qu'ils s'observent le plus habituellement dans les poumons ou dans le péritoine, peuvent cependant se rencontrer dans beaucoup d'autres tissus, notamment dans les tissus nerveux et osseux. Le dépôt de matière tuberculeuse s'opère sous l'influence d'une diathèse qui rend essentiellement impropre au service, lorsqu'elle est constatée. Le diagnostic est facile lorsque l'af-

fection est arrivée au point de développement qui caractérise son second et surtout son troisième degré; mais, tant que le tubercule est à l'état de noyau solide, indolent, isolé, il peut rester long-temps méconnu et ne manifester sa présence par aucun trouble sérieux. Les masses tuberculeuses, même à ce premier degré, sont toujours facilement appréciables. Le médecin doit rechercher, dans la constitution du sujet, les principaux indices de cette diathèse, lorsqu'il a quelque motif d'en soupçonner l'existence. Nous verrons plus loin la conduite qu'il doit tenir à l'égard des tubercules pulmonaires et mésentériques.

Chez les hommes incorporés, lorsqu'on a lieu de craindre une tuberculisation commençante, il faut, par tous les moyens que la science indique, s'opposer au développement de cette funeste diathèse. Mais le médecin n'hésitera pas à proposer la *réforme* s'il reconnaît l'existence de nombreux tubercules, même au premier degré, et quel que soit le peu d'étendue de cette dégénérescence, si des signes rationnels et physiques indiquent la période de ramollissement.

Mélanose.

16. La *mélanose*, qui n'est que le dépôt d'une matière colorante noire dans des tissus déjà malades, ne diffère pas, le plus souvent, du cancer; mais elle peut aussi se produire dans des affections essentiellement bénignes. Le diagnostic de cette altération est ainsi d'une extrême importance, puisqu'il peut seul éclairer le médecin sur le jugement à porter.

Des matières colorantes noires pourraient être, par fraude, mêlées aux détritus d'une plaie de nature simple, pour simuler la mélanose. La plus légère attention suffirait pour déjouer cette grossière fourberie.

Cancer.

17. On confond, sous la dénomination commune de *cancer*, un certain nombre d'états morbides différents entre eux par leurs éléments anatomiques; tels sont le *squirrhe*, l'*encéphaloïde* et le *cancer colloïde*. Quels que soient son siége et sa nature, il se présente toujours sous forme de tumeur, de masse fongueuse ou lardacée, ou d'ulcères. Cette affection est constamment grave par ses conséquences et par sa tendance à se reproduire après qu'elle a été localement détruite. Son diagnostic peut offrir de grandes difficultés en présence des conseils de révision, et, dans certains cas douteux, le médecin doit faire appel à toute sa sagacité, à toute son expérience, pour ne pas faire admettre sous les drapeaux un sujet atteint d'une affection probablement incurable, ou refuser un homme dont l'état n'a de grave que l'apparence, et qu'un traitement simple pourrait promptement guérir. Le médecin doit, d'ailleurs, se pénétrer de cette idée que le cancer est rare dans la jeunesse.

Le cancer véritable, sous quelque forme qu'il se présente et quelle que soit la région qu'il occupe, est toujours un motif d'*exemption*.

Chez un homme déjà lié au service, on peut aisément, dans le plus grand nombre des cas, constater sa réalité et diagnostiquer sa nature particulière en recourant à tous les moyens d'investigation que nous donne la science, notamment au microscope.

Il entraînera toujours la *réforme*, sans préjudice des traitements auxquels le malade devrait être préalablement soumis. Les chances fâcheuses de reproduction de cette grave affection justifient suffisamment cette indication.

Le cancer ne saurait être simulé.

Cancroïde et tumeurs fibro-plastiques.

18. On a longtemps confondu avec le cancer le *cancroïde* et les *tumeurs fibro-plastiques*, qui en diffèrent essentiellement par les caractères anatomiques. Ce n'est point ici le lieu d'établir le diagnostic différentiel entre ces diverses affections, qui doivent entraîner les mêmes conséquences au point de vue de l'incapacité du service militaire.

MALADIES DES TISSUS.

Après avoir compris sous un même titre les principales affections qui peuvent atteindre la généralité de l'économie et s'observer dans plusieurs tissus, il est encore utile d'appeler l'attention des médecins-experts sur un certain nombre d'états morbides qui ont pour siége exclusif un tissu particulier, mais peuvent se présenter dans toutes les régions où ce tissu existe et être saisis dans le premier coup d'œil d'ensemble.

MALADIES DE LA PEAU.

Dartres.

19. On désigne sous l'appellation commune de *dartres* plusieurs affections de la peau fort différentes entre elles, mais pouvant cependant être rattachées à un groupe commun. Les formes principales sont les suivantes :

Eczéma.

20. L'*eczéma* (dartre squameuse), caractérisé par de nombreuses vésicules peu enflammées, contenant un fluide séreux et se terminant par la desquamation de l'épiderme.

Lichen.

21. Le *lichen*, inflammation papuleuse accompagnée de prurit, qui peut se borner à une région peu étendue ou occuper toute la surface du corps.

Ces affections, à l'état récent, guérissent facilement; à l'état chronique, au contraire, elles ont une une grande ténacité, et, pour peu qu'elles offrent de développement, elles doivent être considérées comme incompatibles avec le service militaire.

Pityriasis.

22. Le *pityriasis* (dartre furfuracée), affection superficielle qui consiste en de petites taches rosées, suivies d'une desquamation furfuracée de l'épiderme. Quoique toujours chronique, cette forme est sans gravité et ne réclamerait l'*exemption* que si elle occupait une grande partie du corps, en raison surtout de la démangeaison incommode qui l'accompagne souvent.

Lupus.

23. Le *lupus* (dartre rongeante), formé de tubercules et de pustules d'un volume variable, laissant à leur place des ulcères d'où s'écoule un pus fétide et ichoreux, et pouvant s'étendre en profondeur au delà des limites de la peau. Il constitue toujours un cas d'*exemption* ou de *réforme*.

Acné.

24. L'*acné*, et plus exactement l'*acmé* (sycosis, dartre pustuleuse), constituée par une inflammation chronique des follicules sébacés, suivie, après la chute des croûtes, de taches violacées tuberculeuses.

Herpès.

25. L'*herpès* (dartre phlycténoïde), affection légère qui consiste en vésicules épidermiques remplies d'une sérosité incolore ou roussâtre.

Ces deux dernières affections n'entraînent jamais ni l'*exemption* ni la *réforme*.

Érysipèle.

26. L'*érysipèle*, qui n'appartient plus au groupe des dartres, peut entraîner, dans la forme aiguë, des accidents graves qui réclament l'*exemption*; c'est cependant, en général, une affection sans importance.

Ecthyma, pemphigus, rupia, etc.

27. L'*ecthyma*, le *pemphigus*, le *rupia*, etc., doivent à peine figurer ici; ces affections n'ont de valeur, au point de vue de l'aptitude au service militaire, que si elles se rattachent à un état général, qui doit être seul pris en considération.

Pellagre.

28. La *pellagre* est une affection caractérisée par un exanthème chronique qu'accompagnent souvent des désordres graves dans les

fonctions cérébrales ou digestives. Bien qu'elle règne plus spécialement en Italie, la pellagre a cependant été aussi observée en France. Elle attaque surtout les individus dont la constitution a été ruinée par la misère ou des maladies antérieures, et constitue toujours un motif d'*exemption*.

Exanthèmes provoqués.

29. Certains exanthèmes cutanés peuvent être *provoqués* par l'ingestion de quelques substances alimentaires qui ont la propriété de déterminer une éruption, des moules, par exemple ; il suffit d'être prévenu de la possibilité d'un tel fait, qui est sans gravité.

Ulcères.

30. Bien que les *ulcères* se présentent surtout aux membres inférieurs, et que là aussi ils soient de préférence *simulés* ou *provoqués*, ils peuvent cependant, quelle que soit leur nature, siéger sur toutes les parties du corps. Ils comportent l'*exemption* lorsque leur ancienneté et leur opiniâtreté sont dûment constatées et qu'ils coexistent avec un état diathésique prononcé. Chez les hommes sous les drapeaux, ils ne motivent la *réforme* que lorsqu'ils ont résisté à tout traitement rationnel. Les ulcères *provoqués* prennent parfois les caractères de la chronicité, et, par la gravité des accidents qu'ils entraînent, exigent l'exclusion du service. Parvenus à cet état, il est parfois impossible, médicalement parlant, de distinguer les ulcères d'origine artificielle des ulcères spontanés ; mais cette impunité devant la loi est presque toujours cruellement compensée par les suites funestes qu'amènent ces manœuvres. Lorsque les ulcères factices n'ont pas encore très-profondément altéré les tissus, on peut les reconnaître à l'aide des signes différentiels suivants : dans les vieux ulcères, l'épiderme est glabre, luisant et violet, la couleur se fond peu à peu dans celle de la peau saine, au lieu que dans ceux qui sont le résultat de l'application répétée d'agents irritants, elle est circonscrite et bornée par un cercle bien distinct. Si le sujet a une bonne carnation, de l'embonpoint, l'œil vif, les dents saines, point de ganglions lymphatiques engorgés au cou, et que les bords de l'ulcère soient ronds, bruns, le fond ardent, violet, les environs enflammés avec des taches ou des ampoules, on devra soupçonner de la supercherie, car les hommes réellement attaqués de ces ulcères rebelles sont ordinairement cachectiques ; leur peau est sèche, écailleuse ; si l'ulcère siége sur un membre, celui-ci est souvent atrophié ; quelquefois, au contraire, œdématié.

La profession des individus peut encore éclairer sur l'origine des ulcères aux jambes : les ouvriers qui passent leur vie dans l'eau, tels que les débardeurs, les ouvriers des ports, etc., y sont souvent exposés. Chez les militaires, on pourra plus facilement découvrir la ruse par une surveillance attentive et par le soin d'appliquer un bandage que le malade ne puisse enlever, et mieux encore par le moyen suivant : après avoir pansé la plaie, on enferme le membre dans une boîte, on l'y assujettit de manière à rendre tout mouvement impossible. Après quelques jours l'ulcère factice est généralement guéri ou en voie de guérison. Ce moyen, qui n'est applicable qu'aux ulcères des membres, est préférable au bandage cacheté, qui n'empêche pas le simulateur d'entretenir l'irritation de la plaie en la grattant ou en la percutant à travers le linge.

Nævi materni.

31. Les *nævi materni*, taches congénitales d'un bleu foncé ou rouge, ne sont des motifs d'*exemption* que s'ils sont étendus et siégent à la face, parce qu'ils peuvent constituer alors une difformité repoussante. Dans toute autre région, ils sont compatibles avec le service militaire.

Tumeurs érectiles.

32. Les *tumeurs érectiles*, affections qui résident dans le système capillaire du derme et qu'on peut trouver aussi à la surface des membranes muqueuses, au voisinage des ouvertures naturelles, peuvent exiger l'*exemption*, quel que soit leur siége, si elles sont très-étendues, et, quoique médiocrement développées, si elles occupent une région où elles soient exposées aux chocs ou à une pression habituelle. Les tumeurs érectiles de la face entraînent les mêmes conséquences que les nævi materni.

Cicatrices.

33. Les *cicatrices* succédant aux plaies par armes à feu, aux pertes de substance par armes blanches, par opération chirurgicale, aux ulcères et surtout aux brûlures étendues, peuvent comprendre plusieurs tissus dans leur épaisseur ; mais elles doivent être indiquées ici, parce que ce sont les cicatrices siégeant à la peau qui frappent la vue pendant l'examen qui se passe en présence des conseils de révision. Toute cicatrice étendue, difforme, résistante, apportant un changement notable dans les rapports des parties, réunissant des organes contigus, causant de la gêne dans l'exercice des mouvements, sont des motifs constants d'*exemption* et nécessitent presque toujours *la réforme*. Il faudrait, cependant, leur appliquer les ressources de l'art avant de proposer le renvoi d'un militaire présent sous les drapeaux.

Productions pileuses ou cornées.

34. Les *productions pileuses* étendues et les *productions cornées* volumineuses entraînent l'incapacité de servir, surtout si elles sont développées dans une région où elles puissent subir quelque pression gênante et s'opposer au libre mouvement des parties voisines. Elles seraient, dans les mêmes circonstances, des motifs de *réforme* si elles ne pouvaient être détruites par des moyens chirurgicaux.

MALADIES DU TISSU CELLULAIRE.

Maigreur et amaigrissement.

35. La *maigreur*, état le plus souvent originel, se caractérise par l'absence ou par une faible proportion de graisse dans le tissu cellulaire ; cet état n'est pas toujours un indice de maladie ou de faiblesse, et peut appartenir à une bonne constitution. Il ne motiverait l'*exemption*, les autres conditions étant favorables, que s'il était extrême et porté jusqu'à un état voisin de *marasme*.

L'*amaigrissement*, qui n'est qu'une maigreur acquise, est toujours un phénomène morbide ou la suite d'une maladie grave. Il ne saurait, par lui-même, motiver aucun jugement, mais il peut servir d'indice pour la découverte d'une maladie cachée qui justifierait l'*exemption* du service.

La maigreur et l'amaigrissement sont souvent difficiles à différencier devant les conseils de révision.

Obésité.

36. L'*obésité* apporte un obstacle sérieux à la marche ainsi qu'aux obligations variées de la vie militaire. Elle doit donc, en général, entraîner l'*exemption*. Cependant, s'il n'existait encore qu'une disposition à l'*embonpoint*, on pourrait passer outre, car une existence active suffit le plus souvent pour s'opposer à son développement. La *réforme* serait prononcée moins facilement que l'*exemption*, car l'homme, dans ces conditions, peut encore rendre des services dans certaines positions sédentaires.

Anasarque.

37. L'*anasarque* ou infiltration séreuse du tissu cellulaire est ordinairement symptomatique et liée à un état organique incompatible avec le service. Lorsque l'affection est aiguë et semble primitive, le médecin examinera avec soin l'état général du sujet et s'efforcera de remonter aux causes de cet état morbide. Cette dernière forme est souvent curable en quelques jours, et le jugement ne peut être motivé que par l'exploration attentive qui vient d'être indiquée.

Œdème.

38. L'*œdème* ou infiltration locale du système cellulaire, est généralement un état symptomatique qui n'a de gravité que par l'affection dont il dépend. Il peut, cependant, être primitif et dû à l'action de causes accidentelles, l'impression d'un froid subit, par exemple ; dans ce cas, il est sans importance, et le médecin-expert n'a point à en tenir compte.

Abcès aigus.

39. Les *abcès aigus* ne motivent l'*exemption* que s'ils sont extrêmement étendus et menacent de laisser à leur suite un vaste décollement et une suppuration abondante.

Abcès froids.

40. Les *abcès froids idiopathiques*, qui sont presque toujours l'indice d'un tempérament lymphatique exagéré, entraînent de droit l'*exemption* et souvent la *réforme*.

Abcès par congestion.

41. Les *abcès par congestion* étant toujours symptomatiques de lésions graves et profondes sont un motif absolu d'inaptitude au service militaire. Il en est de même des collections dans lesquelles s'amassent des liquides organiques détournés de leurs voies naturelles ; tels sont, par exemple, les *abcès urineux*, telles pourraient être de vastes collections de sang épanché dans la trame celluleuse.

Lipômes, kystes.

42. Les *lipômes* et *kystes* entraînent des conséquences bien différentes suivant leur siége et leur volume. Petits et soustraits par leur position à la pression des vêtements ou d'une partie du corps, ils sont compatibles avec le service militaire ; dans les cas contraires, ils doivent entraîner l'*exemption*. Chez les hommes incorporés on doit, autant que possible, recourir aux moyens chirurgicaux, et la *réforme* est rarement à proposer.

MALADIES DES MEMBRANES SÉREUSES.

Hydropisie.

43. L'*hydropisie*, toutes les fois qu'elle siége dans une cavité splanchnique, et quelque peu développée qu'elle soit, est toujours un motif d'*exemption*. Elle n'entraînerait la *réforme* qu'après un traitement préalable et infructueux.

MALADIES DES ARTÈRES.

Anévrysmes.

44. Les *anévrysmes*, tumeurs formées par le sang artériel, et qui consistent, soit dans la dilatation des parois d'une artère, soit dans un épanchement circonscrit au voisinage d'une artère ouverte, soit enfin dans le passage du sang d'une artère dans une veine (anévrysme variqueux), motivent toujours l'*exemption*. Mais chez les hommes admis dans les cadres, on doit préalablement opposer à cette maladie les ressources de la chirurgie, ce qui n'écarte point la question de *réforme*, même après la guérison. Loin de là, les *anévrysmes spontanés*, par exemple, guéris ou non, justifient toujours une demande de *réforme*, parce qu'ils accusent une prédisposition organique à laquelle les circonstances de la vie militaire peuvent de nouveau fournir les occasions de se réaliser. La guérison des anévrysmes traumatiques ne s'obtenant d'ordinaire que par l'oblitération de l'artère, il en résulte une infirmité secondaire qui, suivant le calibre du vaisseau oblitéré et l'état consécutif du membre, peut permettre encore de servir dans l'armée active, ou dans des positions sédentaires, ou rendre absolument impropre au métier des armes.

Artérite, oblitérations artérielles.

44. Il est à peine besoin de mentionner l'*artérite* et les *oblitérations artérielles*, dont la gangrène est une des suites fréquentes, parce que ces affections appartiennent surtout à la vieillesse et ne pourraient se présenter que bien rarement devant les conseils de révision.

MALADIES DES VEINES.

Varices.

46. Bien que les *varices* puissent affecter toutes les portions du système veineux, c'est surtout aux membres inférieurs qu'elles se développent et qu'elles intéressent au point de vue du service militaire. Nous en traiterons plus loin.

MALADIES DU SYSTÈME LYMPHATIQUE.

Dilatation des vaisseaux lymphatiques.

47. La *dilatation* des vaisseaux lymphatiques se présente quelquefois ; elle entraînerait l'incapacité de servir si elle était considérable.

Angioleucite.

48. L'*angioleucite*, ou inflammation des vaisseaux lymphatiques, n'est point une affection grave à l'état aigu, et n'entraînerait pas l'incapacité de servir ; à l'état chronique, elle est fort rare et ses symptômes sont obscurs ; elle motiverait l'exemption si elle était reconnue, mais ne provoquerait la *réforme* qu'après avoir été soumise à un traitement rationnel.

Morve et farcin.

49. La *morve* et le *farcin*, transmissibles du cheval à l'homme sous forme aiguë ou chronique, sont des affections d'une extrême gravité, et entraînent nécessairement l'incapacité de servir.

On ne pourrait songer à les simuler.

Adénite lymphatique.

50. L'*adénite aiguë* se terminant le plus souvent en quelques jours d'une manière favorable, ne constitue pas, en général, un cas d'*exemption*. Cependant, si elle est considérable, elle laisse parfois à sa suite des décollements, des fistules, dont la guérison peut être assez longue et difficile pour porter un obstacle sérieux à l'admission. La sagacité du médecin motivera son jugement suivant les conditions propres à chaque cas individuel.

L'*adénite chronique* est le plus souvent liée à un état constitutionnel qui exige l'*exemption*; si elle est primitive, liée à un bon état général et peu étendue, elle est compatible avec le service. L'adénite aiguë ou chronique dépend souvent d'une blessure légère et superficielle, située au voisinage des glandes engorgées, et n'a aucune gravité.

MALADIES DES NERFS.

Paralysie.

51. La *paralysie*, affection facile à simuler, peut être bornée à un membre, à quelques muscles, ou s'étendre à une plus grande partie du corps, comme dans l'*hémiplégie*, ou paralysie d'une des deux moitiés latérales du corps, et la *paraplégia*, ou paralysie des deux membres inférieurs. Lorsque cette affection occupe une partie notable du système musculaire, il y a toujours commencement d'*atrophie* ou au moins mollesse et flaccidité remarquables des chairs, décoloration de la peau, relâchement des articulations, altération plus ou moins prononcée de la sensibilité. La température normale est ordinairement abaissée dans une partie paralysée. Il y a, en outre, dans l'étendue de la paralysie, une certaine habitude générale ou partielle que le simulateur ne saurait contrefaire, et à laquelle un praticien ne peut se méprendre. Ce caractère est surtout manifeste dans l'hémiplégie et la paraplégie, symptômes d'une affection grave de l'encéphale ou de la moelle épinière. Dans les cas de *simulation*, on peut arriver à la découverte de la vérité en employant l'intimidation, des surprises, l'application de moyens douloureux empruntés à la classe des agents propres au traitement de la paralysie réelle : telle est, par exemple, la douche froide.

Paralysie saturnine.

52. Sous l'influence des émanations du plomb, et, par conséquent, dans les professions où l'on manipule ce métal, on est exposé à une *paralysie* qui se développe dans les différents muscles du tronc et des membres, avec ce caractère particulier qu'un certain nombre de muscles seulement est affecté, d'où il résulte que les membres peuvent encore exécuter quelques mouvements. Mais si la paralysie est incomplète dans un membre entier, elle est toujours complète dans les muscles qui en sont affectés : ce sont, le plus souvent, les extenseurs. Les membres conservent alors une position demi-fléchie; dans la paralysie des muscles de la main, par exemple, cette partie reste pliée sur l'avant-bras, il est impossible aux malades de la redresser autrement qu'avec le secours de l'autre main ou en l'appuyant contre un corps solide. Il sera toujours facile, pour s'éclairer, d'obtenir des renseignements sur la profession des réclamants et de s'assurer s'ils ont été atteints de *colique saturnine*, qui précède presque toujours cette sorte de paralysie. D'ailleurs, l'état général des sujets ne peut laisser aucun

doute ; les modifications imprimées par la maladie dans la nutrition,
et l'aspect des parties, achèvent de former la conviction.

Paralysie par dégénérescence graisseuse.

53. La paralysie peut résulter de la dégénérescence graisseuse
des muscles avec insensibilité de ceux-ci aux stimulations galvani-
ques et déformation ou déviation des membres.

Paralysie par cause externe.

54. Le diagnostic est beaucoup plus incertain quand la paralysie
partielle est imputée à une cause externe. Il faut, dans ce cas, explorer le membre avec le plus grand soin, et, si l'on y rencontre
une cicatrice ou déformation, quelque faible qu'elle soit, examiner
si la blessure dont elle résulte ne peut pas avoir atteint un nerf, et
donner ainsi la raison anatomique de la paralysie ; à cet effet, on
interrogera le sujet pour découvrir la filiation qui peut exister entre
l'un et l'autre de ces deux accidents. S'il s'agit d'un militaire, on
doit prendre auprès de ses chefs directs des renseignements sur son
caractère et sur sa moralité. Enfin, il ne faut jamais oublier que toute
paralysie traumatique, aussi bien que de cause interne ou spontanée, entraîne, lorsqu'elle se prolonge, des changements marqués
dans la nutrition des parties qu'elle atteint, et que l'absence de ces
changements est toujours une forte présomption, si ce n'est une
preuve de *simulation*.

Paralysie générale progressive.

55. La *paralysie générale progressive* se manifeste par l'affaiblis-
ment de l'énergie musculaire, par de la lenteur et de l'embarras
dans la parole, par le tremblement des membres, par l'atrophie des
muscles. Ces phénomènes, dont le début a été lent, suivent une
marche progressive, et, à une époque plus avancée de la maladie,
les muscles de la vie organique participent à la paralysie générale.
Cet état grave, et jusqu'ici incurable, ne saurait être simulé et entraîne nécessairement, comme toutes les paralysies, l'*exemption* ou
la *réforme*.

Tremblement habituel.

56. Les émanations de plomb, ainsi que celles de mercure,
donnent quelquefois lieu chez ceux qui y sont exposés, par profession, à un *tremblement partiel ou général* qui dénote toujours
une altération du système nerveux et rend impropre au service
militaire. On conçoit la tendance de certains individus à *simuler*
cette affection, mais c'est rarement avec succès. Ce tremblement,
qui participe de l'état convulsif, a des caractères spéciaux. Les
contractions musculaires qui le constituent se font avec une
grande vivacité, mais non en un seul temps ; le malade, par
exemple, qui veut plier le bras, ne peut y parvenir en une seule
fois, il y a deux ou trois petites saccades rapides qui entravent la

flexion et produisent le tremblement ; ces phénomènes ne peuvent jamais être tellement bien imités qu'ils trompent le médecin qui a observé la maladie réelle. On pourra d'ailleurs, comme dans tous les cas analogues, recourir à un interrogatoire varié qui, s'il est bien dirigé, ne manquera pas de faire ressortir la vérité.

Atrophie partielle.

57. Il en est de même de l'*atrophie partielle* du système musculaire, avec ou sans dégénérescence graisseuse, à moins que cette atrophie, liée d'ailleurs à un bon état général de santé, ne soit pas considérable et siége dans des muscles d'une importance secondaire.

Contracture.

58. La *contracture* ou rigidité et raccourcissement de certains muscles, avec diminution ou perte de leur extensibilité normale, détermine tantôt la flexion et plus rarement l'extension permanente d'une partie d'un membre et constitue toujours une cause d'exclusion du service militaire. La contracture du cou, de la colonne vertébrale et des membres est souvent *feinte*, ce que l'on est fondé à soupçonner quand elle est déclarée ancienne, et que, cependant, les tissus intéressés ne sont pas amaigris.

Nous aurons à revenir sur cette infirmité à l'occasion des régions où elle s'observe le plus fréquemment et où elle tente le plus les simulateurs.

La *contracture essentielle*, affection encore peu connue, quoique bien décrite dans ces derniers temps sous le nom de *tétanos intermittent*, *tétanie*, etc., échappe, le plus souvent par les difficultés de son diagnostic, à l'appréciation du médecin devant un conseil de révision ; mais pour un homme sous les drapeaux, elle pourra toujours être reconnue par un examen suivi et justifier la *réforme*.

Nevrômes.

59. Les *névrômes*, tumeurs douloureuses développées dans le tissu des nerfs, sont toujours des motifs d'*exemption* et souvent de *réforme*, quand ils peuvent être constatés à l'extérieur.

MALADIE DES MUSCLES, DES TENDONS ET DE LEURS GAÎNES.

Rupture des muscles.

60. La *rupture* des fibres musculaires, qui survient quelquefois pendant de violents efforts, est sans gravité quant à ses suites et ne saurait motiver ni l'*exemption*, ni la *réforme*.

Rétractions et ruptures des tendons.

61. Les *rétractions* et les *ruptures* des tendons entraînent des accidents qui modifient les rapports anatomiques de muscles auxquels ils s'insèrent, exercent une action énergique sur la direction des os, et apportent un obstacle plus ou moins sérieux à l'exécution

des mouvements. Ces accidents sont le plus souvent des motifs d'*incapacité* pour le service.

Affections des gaînes tendineuses.

62. L'*inflammation* et l'*hydropisie* des *gaînes tendineuses* ont une gravité variable en raison de leur étendue et de la région qu'elles occupent. Le médecin puisera, dans un examen attentif, les motifs de son appréciation. — Nous aurons à revenir sur cette question au sujet des maladies du poignet.

MALADIE DES OS ET DES ARTICULATIONS.

Les os sont sujets à un grand nombre de lésions ou d'altérations que l'on peut ranger dans les catégories suivantes : 1° celles qui, constamment ou presque toujours irrémédiables, commandent l'exclusion absolue ; 2° celles qui, variables dans leurs degrés, et plus ou moins susceptibles de guérison ou d'amélioration, sont des motifs certains d'*exemption*, mais ne donnent lieu à la *réforme* que sous la condition d'incurabilité ; 3° enfin celles qui ne fournissent que des motifs également conditionnels d'*exemption* et de *réforme*.

Affections irrémédiables.

63. Dans le *premier genre*, se rangent les *courbures* défectueuses et très-prononcées des os longs, les *déviations* ou le *raccourcissement ;* le *spina ventosa*, l'*ostéo-sarcôme*, les *fausses articulations* dues à des fractures non consolidées, ou à des luxations mal réduites ; les *distensions articulaires*, résultant d'entorses violentes, de luxations ou du relâchement des capsules et des ligaments articulaires ; l'*ankylose* ou immobilité, complète ou incomplète, d'une articulation importante. Cette dernière lésion doit seule nous arrêter un instant.

L'*ankylose incomplète* est une des infirmités que les jeunes gens croient pouvoir le plus souvent *simuler*. Lorsqu'elle est véritable, on découvre presque toujours dans la forme de la jointure qui en est le siége, quelque trace des inflammations, plaies ou fractures qui l'ont occasionnée, et qui manquent généralement chez les simulateurs. Cependant, les militaires font valoir quelquefois une blessure reçue dans les environs d'une articulation pour prétexter une ankylose consécutive. Constamment, dans l'ankylose réelle, les mouvements, libres jusqu'aux limites permises par la lésion, cessent alors brusquement, comme arrêtés par un obstacle inerte et dur, sans que l'action musculaire intervienne en aucune sorte: souvent en approchant l'oreille de ce point, on entend un choc caractéristique. Ces mouvements, en outre, ne sont pas douloureux et leur étendue ne varie jamais. Dans le cas de simulation, au contraire, les sujets accusent ordinairement une douleur vive, lorsqu'on fait mouvoir l'articulation qu'ils prétendent malade ; ils roidissent le membre dont le mouvement s'arrête sous des angles inégaux, graduellement et par la contraction des muscles, ce que l'on reconnaît à la dureté de ces organes et à la tension des tendons ; ces remarques ne laissent guère de doute sur la simulation. Pour la mettre pleinement en évidence, il faut, feignant de croire aux allégations du réclamant, fléchir et étendre alternativement et assez vite le membre dans les limites avouées, puis, pendant que l'on distrait avec force l'attention de l'homme, agrandir successivement ces mouvements, et tout à coup compléter l'extension à l'aide d'une impulsion brusque. On pourra encore recourir avec avantage à un bandage compressif.

Nécrose, carie, etc.

64. Les infirmités de la *seconde catégorie*, sont : 1º la *nécrose* et la *carie* ; 2º les *fistules* provenant de cavités osseuses, de l'épaisseur des os, ou des articulations ; 3º les *engorgements chroniques*, les *tumeurs blanches* et les *hydropisies des articulations* ; 4º les *corps mobiles* développés *dans l'intérieur des articulations*. Cette dernière affection exige quelques éclaircissements, qui seront donnés à l'occasion des maladies du genou, où ces corps mobiles siégent le plus souvent.

Périostoses et exostoses.

65. Les infirmités de la *trosième catégorie*, c'est-à-dire celles qui n'impliquent que conditionnellement la nécessité de l'*exemption* et de la *réforme*, sont surtout les *périostoses* et les *exostoses*. Ces affections, anciennes et accidentelles, d'origine traumatique, ne sont incompatibles avec le service militaire que lorsqu'elles sont situées de manière à déterminer une compression douloureuse pendant le coucher sur un plan dur et résistant, ou à gêner le mouvement des parties correspondantes. Lorsque ces lésions dépendent d'une cachexie syphilitique, elles occupent presque toujours des lieux d'élection qui empêchent de les confondre avec les premières et ne peuvent que très-exceptionnellement motiver l'*exemption*.

MALADIES PAR RÉGIONS.

MALADIES DU CUIR CHEVELU.

Teignes.

66. Sous le nom de *teignes*, on a rangé diverses affections bien différentes quant aux caractères morbides qui les constituent et quant aux conséquences à en déduire relativement à l'*exemption* ou à la *réforme*. Voici les principales :

1º *Teigne faveuse*. — Cette affection parasitaire, généralement propre à l'enfance, contagieuse, est caractérisée par des croûtes adhérentes à la peau, d'une couleur jaune pâle, déprimées au centre, à la manière des alvéoles d'une ruche à miel, ou offrant quelque ressemblance avec les semences du *lupin*. Elle s'accompagne fréquemment de ganglionite cervicale, caractère qui manque chez les *simulateurs,* ainsi que les autres phénomènes morbides propres à la chronicité. Toujours très-grave, souvent liée à un état cachectique, elle entraîne presque constamment la perte des cheveux sur les points attaqués.

2º *Teigne furfuracée.*— Caractérisée par la décoloration et la friabilité des cheveux, par une teinte bleuâtre, par l'aspect hérissé des follicules et par des écailles blanchâtres et pulvérulentes à la base des poils.

3º *Teigne tonsurante* (trichophyton). — Due à la présence d'un cryptogame qui se développe dans l'épaisseur de la substance du cheveu et en cause la brisure, d'où la calvitie et la formation de croûtes qui recouvrent les parties tonsurées.

Toutes les fois que le favus existe avec ses caractères distinctifs, il doit entraîner l'*exemption* du service militaire. La teigne furfuracée, légère et simple, est compatible avec le service; mais si elle est accompagnée d'exfoliation farineuse considérable, si les cheveux sont rabougris et lanugineux, si la constitution générale est détériorée, l'*exemption* doit être demandée. Il en est de même de la teigne tonsurante.

Quant à la *réforme,* elle doit être motivée, pour la teigne faveuse, dès que celle-ci est établie et qu'elle a résisté aux moyens de traitement qui lui ont été opposés; les deux dernières formes n'entraînent l'incapacité de rester sous les drapeaux que lorsqu'elles sont étendues et paraissent incurables.

Eczéma.

67. L'*eczéma du cuir chevelu,* qui a été décrit comme une maladie spéciale sous le nom de *teigne amiantacée,* n'est pas toujours facile à distinguer de la teigne tonsurante ; mais cette incertitude est peu importante, puisque les deux affections entraînent les mêmes conséquences, au point de vue du service militaire.

Impétigo.

68. On a indiqué, sous le nom de *teigne granulée,* une forme de l'*impétigo sparsa,* qui se distingue par des croûtes irrégulières, brunes ou grisâtres, analogues à des fragments de mortier ou de plâtre sali, se détachant de surfaces légèrement humides. Devenues libres, ces croûtes sont sèches, friables, adhérentes aux cheveux qui les traversent, et représentent des granulations de volume variable. Cette dernière affection est souvent la conséquence de la malpropreté ou de la misère. Lorsqu'elle est simple, à un faible degré, et que la constitution du sujet n'offre pas d'altération, elle cède presque toujours à des moyens appropriés et surtout à de meilleures conditions hygiéniques. Dans ces cas elle ne serait donc pas un motif d'*exemption.*

Ces différentes formes morbides, et surtout la teigne faveuse, sont assez fréquemment l'objet de tentatives de *simulation.* Les fraudeurs emploient ordinairement, pour feindre le *favus*, l'acide azotique, qu'ils laissent tomber goutte à goutte sur le derme crânien. Par ce moyen, ils obtiennent bien la chute des cheveux, la formation de croûtes jaunes, ou plutôt d'escarres arrondies; mais alors la tête n'a jamais l'odeur caractéristique de la teigne; les croûtes ne sont pas enfoncées en godets, se détachent en laissant au-dessous d'elles de petites plaies superficielles de bonne nature; enfin, autour de chacun des points que le caustique a touchés, existe une auréole circonscrite, enflammée, les autres parties du crâne étant à l'état parfaitement sain, et ne présentant aucun des caractères de la chronicité. Les poudres diverses, plus ou moins grossières, jetées sur la tête et mêlées aux cheveux pour simuler les autres formes de la teigne, ne sauraient en imposer, parce que, d'une part, il est facile de les reconnaître directement, et que, de l'autre, les téguments sont sains et les cheveux en bon état, circonstances qui ne se rencontrent pas dans la maladie réelle.

Lorsque la teigne n'a pas encore produit la chute des cheveux ou leur altération considérable, on tente quelquefois de la *dissimuler* en nettoyant à fond la tête, en détachant les croûtes au moyen de cataplasmes auxquels on fait succéder des lotions savonneuses. Mais si, dans ces cas, on passe les doigts entre les cheveux, on trouve ordinairement les téguments du crâne chauds et plus ou moins humides. En les examinant après avoir écarté les cheveux, il est facile de constater la présence des érosions plus ou moins profondes, des inflammations vésiculeuses ou autres, d'étendue variable, qui caractérisent la maladie.

Ces moyens d'exploration du crâne par le toucher et la vue ne doivent jamais être négligés.

Plique.

69. La *plique*, caractérisée par l'agglomération et le développement anormal des cheveux, quelquefois même de tout le système pileux, est une maladie à peu près inconnue dans nos climats; si elle se présentait, elle serait une cause évidente d'*exemption*.

Calvitie ou alopécie.

70. Des cheveux abondants, forts, souples, lisses, d'un aspect luisant, annoncent l'état sain des téguments du crâne, auxquels ils fournissent une protection immédiate, efficace, et indispensable au militaire pour supporter l'action des divers genres de coiffure, et surtout du casque. La perte totale des cheveux sur une étendue considérable de la surface crânienne doit entraîner l'*exemption*. Dans ces cas, la partie dépouillée de cheveux est lisse, luisante, d'une teinte blanche ou jaunâtre ; l'examen le plus attentif ne peut y faire découvrir les points bleuâtres correspondants aux ouvertures des bulbes pileux ; quelquefois on y distingue le tissu de cicatrices superficielles plus ou moins larges résultant des érosions du *favus*.

Sans être complète, la perte des cheveux peut encore motiver l'*exemption* du service, lorsque ceux qui restent sont grêles, courts, rabougris, cassants, et manifestement en quantité insuffisante pour préserver la tête des pressions douloureuses de la coiffure du soldat et des variations brusques de température.

Quant à la *réforme*, elle ne doit être prononcée, dans la calvitie, que lorsque le sujet a été observé pendant un temps assez long pour que la certitude de l'incurabilité soit acquise ; indépendamment des teignes, plusieurs autres affections pouvant entraîner la chute des cheveux, cette précaution est toujours indispensable.

Il n'est pas sans exemple que l'on ait essayé de *simuler* l'état d'alopécie. L'épilation, faite avec beaucoup de soin, a été employée dans ce but ; mais elle ne peut jamais, si exacte qu'elle soit, donner aux téguments du crâne l'aspect décrit plus haut. Leur surface, au contraire, reste mate comme celle de toute la peau, et, en examinant de près la partie, on découvre parfaitement les points correspondants aux orifices des bulbes.

Quant à l'application des pièces postiches destinées à dissimuler la calvitie, elle échappe difficilement à un œil attentif, et surtout elle n'échappe jamais à cette manœuvre qui consiste à passer les doigts entre les cheveux pour explorer par le toucher les téguments du crâne.

Tumeurs.

71. Des *tumeurs variées* peuvent se développer dans le cuir chevelu ; elles entraînent, suivant leur nature, des conséquences différentes au point de vue de l'aptitude au service militaire.

Les *loupes*, les *tumeurs érectiles*, *fibreuses*, *fongueuses*, les *abcès froids* ou *par congestion*, motivent toujours l'*exemption*, soit à cause de leur nature, soit en raison de la gêne ou de la douleur que détermine la compression par la coiffure militaire. Il n'en est pas de même des *abcès aigus*, à moins qu'ils n'aient un développement considérable, et des tumeurs bénignes, dites *bosses sanguines*, qui sont sans gravité et guérissent en quelques jours.

Cicatrices.

72. Les *cicatrices* étendues, inégales, peu solides, qui sillonnent largement le cuir chevelu, peuvent entraîner l'*exemption* ou la *réforme*.

MALADIES DU CRANE.

Développement du crâne.

73. La boîte crânienne doit offrir un volume suffisant pour que les organes encéphaliques puissent s'y développer normalement, et l'étroitesse du crâne suffit bien souvent pour expliquer le peu d'activité de l'intelligence ; toutefois, ce vice d'organisation ne serait pris en considération que s'il était bien manifeste, et c'est le seul cas dans lequel le médecin-expert puisse s'arrêter aux données de la phrénologie.

Ossification imparfaite.

74. L'*ossification incomplète* des os du crâne est reconnaissable à la persistance de la fontanelle fronto-pariétale, et quelquefois à l'écartement, à la mobilité, à la dépressibilité élastique des bords des os. Ce vice de conformation constitue un cas d'*inaptitude* au service militaire.

Déformation.

75. La *déformation* du crâne, détruisant la symétrie entre les différentes parties de cette boîte osseuse, peut être aussi congénitale, ou résulter d'accidents ou de compressions sur le crâne après la naissance, mais avant la consolidation des points de réunion qui le constituent. L'étendue et la nature de cette déformation peut seule guider dans le jugement à porter au sujet de l'*exemption*.

Fractures.

76. Une *fracture* du crâne, bien que consolidée, peut avoir laissé à sa suite des conséquences fâcheuses et entraîner l'*exemption*.

Pertes de substance.

77. Les *pertes de substance* osseuse par lésion traumatique, par l'opération du trépan, la carie, la nécrose, etc., sont absolument incompatibles avec le service militaire.

Tumeurs.

78. Certaines *tumeurs*, saillantes sous le cuir chevelu, peuvent être développées dans les os du crâne : des fongus, par exemple; elles entraînent toujours l'*exemption*, à moins qu'elles ne soient d'une nature bénigne, et assez peu développées pour ne causer aucune gêne. Si ces tumeurs prenaient leur origine au-dessous de la région osseuse, et qu'on pût le constater, le jugement ne comporterait aucune incertitude, qu'elles fussent d'une nature grave ou bénigne.

MALADIES DE L'ENCÉPHALE ET DU SYSTÈME NERVEUX.

Les causes d'inaptitude qui tiennent à l'état des parties contenues dans l'intérieur du crâne sont beaucoup plus difficiles à apprécier, par suite de l'impossibilité de faire porter l'exploration des sens au delà de la voûte osseuse. Cet état se traduisant, d'ailleurs, le plus communément par des actes d'organes soumis à la volonté, les moyens de *simulation* dépendent entièrement des individus qu'on est appelé à examiner : telle est l'idiotie, telles sont les formes diverses de l'aliénation mentale. La notoriété publique peut seule certifier le fait, et c'est au conseil à la provoquer, à en recueillir les éléments authentiques. Le médecin pourra néanmoins, dans certains cas, en corroborer le témoignage par des présomptions fondées sur l'habitude extérieure, l'expression de la physionomie, la configuration de la tête.

Idiotie.

78 bis. L'*idiotie*, qui est congénitale ou apparaît dans l'enfance, a ordinairement des traits auxquels on ne saurait la méconnaître, lorsqu'elle existe à un degré avancé. Tout décèle, dans l'idiot, une organisation imparfaite et un arrêt dans le développement des facultés intellectuelles. Toutefois, il ne faut pas oublier qu'on rencontre aussi des idiots dont l'infirmité n'est exprimée par aucune anomalie dans la conformation de la tête.

L'*imbécillité*, l'*idiotie* proprement dite, le *crétinisme*, formes différentes d'un même état morbide, sont toujours incompatibles avec le service militaire.

Aliénation mentale et démence.

79. L'*aliénation mentale*, qui comprend des formes diverses connues sous les noms de *lypémanie*, de *monomanie* (suicide, homicide, incendiaire, érotique, etc.), et la *démence*, consistant dans l'abolition totale de l'intelligence, ne saurait laisser aucun doute sur le jugement à porter, lorsqu'on peut établir un diagnostic certain.

Mais les nuances qui caractérisent la folie sont quelquefois si fugitives et, en même temps si variées, qu'il est difficile au médecin de les saisir, même lorsqu'il peut entourer d'une surveillance assidue et prolongée l'individu qui est présumé en être atteint. Sans doute il est des cas dans lesquels les caractères de l'aliénation mentale sont si évidents, si bien établis par des preuves et des témoignages incontestables, que tout le monde est apte à les reconnaître et que l'officier de santé peut, à coup sûr, proposer soit l'*exemption*, soit la *réforme*; mais il en est d'autres qui sont tellement obscurs qu'il faut, pour arriver à la connaissance de la vérité, soumettre l'individu suspect à une observation suivie et intelligente qui n'est possible qu'à l'égard de l'homme présent sous les drapeaux. C'est surtout lorsqu'il pense être seul et à l'abri de tous les regards qu'il convient de l'observer. Dans d'autres moments, on devra le provoquer à la conversation, le sonder par un interrogatoire varié, lui adresser des questions nombreuses, précipitées, se rattachant à des ordres d'idées différents, de manière à ne pas lui laisser le temps de préparer ses réponses, à lui arracher une de ces paroles qui échappent involontairement en devançant la réflexion, à le surprendre enfin, et à l'amener à se contredire. On devra, en même temps, interroger sa physionomie, ses gestes, son maintien, et remarquer s'ils sont en harmonie ou en désaccord avec l'altération intellectuelle dont il s'agit; tantôt, on épiera secrètement ses discours et sa tenue, en le mettant en rapport avec des personnes intelligentes qui devront paraître étrangères aux investigations dont il est l'objet; d'autres fois, au contraire, il conviendra de le laisser s'apercevoir qu'on l'examine : il y a, en effet, cette différence capitale entre l'aliéné et le *simulateur* que le premier, s'il s'aperçoit qu'on l'observe pour statuer sur son état, s'en irrite et prend une infinité de précautions pour répondre juste à toutes les questions, tandis que le second, non-seulement ne repousse pas avec autant de force l'imputation de folie, mais même exagère presque toujours des actes qu'il suppose propres à faire croire à cette infirmité. Il faut, à l'improviste et à plusieurs reprises, examiner le sujet pendant la nuit, car il est de la plus haute importance de connaître l'état du sommeil. On a cité d'une manière trop générale l'insomnie opiniâtre comme l'un des caractères les moins équivoques de l'aliénation mentale. Ce symptôme n'appartient qu'à la *manie*; le sommeil des vrais maniaques est, en effet, agité, interrompu, souvent presque nul; chez un faux maniaque, l'inverse a lieu, et cela d'autant mieux que, pendant la journée, il aura multiplié les efforts pour paraître agité et furieux. Les sujets en *démence*, au contraire, ont le sommeil profond; ils dorment souvent une grande partie de la journée. Chez les *monomanes*, le sommeil est le plus souvent agité, troublé par des hallucinations; fréquemment, le malade révèle en dormant l'objet de son délire, tandis que, pendant la veille, il s'étudiait à le tenir caché.

Parmi les signes vraisemblables de la folie, il faut citer encore la négligence ou l'étrangeté de la tenue, la malpropreté, une odeur spéciale, l'irrégularité de l'appétit, des alternatives de calme et de délire, une remarquable résistance au froid, l'état pellagreux de la face et des mains.

On tiendra compte des antécédents individuels et héréditaires du prétendu malade, de ses habitudes, et surtout des passions auxquelles il était enclin. Il sera soigneusement séquestré et soumis à de fréquents examens.

Enfin, on trouvera, dans le traitement, des occasions d'épreuves quelquefois décisives. Ainsi, les moyens énergiques, rigoureux, douloureux même, qui seraient propres à guérir la maladie si elle était réelle, pourront souvent venir en aide au diagnostic; mais il est bien entendu que, dans aucune circonstance, les mesures employées ne doivent être cruelles ni capables de porter préjudice à la santé.

Épilepsie.

80. Les considérations précédentes sont applicables à l'*épilepsie*, affection intermittente essentiellement incompatible avec le service militaire.

L'accès d'épilepsie consiste en une perte subite du sentiment et de l'intelligence et dans une perversion de l'action des muscles soumis ordinairement à la volonté. Cette perversion se manifeste par des convulsions cloniques, c'est-à-dire des contractions et des extensions alternatives plus ou moins violentes et désordonnées.

J. M. 13

L'épilepsie est fréquemment *simulée*, et quelquefois avec tant d'adresse qu'on a peine à reconnaître la supercherie. Cependant, il est des signes qui échappent difficilement à la sagacité du médecin. La perte absolue de sensibilité, la dilatation et l'immobilité des pupilles, tels sont les signes caractéristiques de l'épilepsie. Les autres phénomènes varient dans leur manifestation ou dans leur intensité; cependant, quoique moins essentiels, surtout s'ils sont pris isolément, ils acquièrent une valeur importante par leur rapprochement. Il faut donc, pour reconnaître si cette maladie est réelle ou simulée, constater d'abord l'état des yeux. La pupille, toujours immobile pendant l'accès chez les vrais épileptiques, se resserre chez les simulateurs, lorsque, malgré leurs contorsions calculées, on parvient à diriger sur leurs yeux un rayon de lumière vive. Les yeux sont entr'ouverts et ne laissent apercevoir que la sclérotique; les paupières sont agitées par des clignements convulsifs. D'autres fois, les yeux sont ouverts et le regard fixe ou hagard. Ce dernier état paraît surtout vers la fin de l'accès. L'insensibilité est tellement complète qu'elle ne laisse percevoir ni les bruits les plus violents, ni les odeurs les plus pénétrantes, telles que celles de l'ammoniaque ou du soufre en ignition, ni le chatouillement imprévu de la plante des pieds, ni la cautérisation des téguments. Ces diverses manœuvres suffisent, presque toujours, pour provoquer chez les imposteurs des signes de perception qui démasquent leur fraude. Les opérations douloureuses, comme la cautérisation, ne sauraient être employées devant les conseils de révision. Dans les hôpitaux, la menace seule et l'appareil instrumental nécessaire pour rougir un fer suffisent souvent pour intimider les simulateurs et leur arracher l'aveu de la vérité.

Parmi les caractères accessoires nous citerons la turgescence, la coloration violette ou noirâtre de la face, l'écume à la bouche, l'état de la langue qui est parfois poussée au dehors, serrée entre les mâchoires et coupée par les dents. C'est en vain qu'on cherche à simuler cet état de la face; la mousse de savon qu'emploient quelques imposteurs pour imiter l'écume ne saurait en imposer à un observateur attentif; l'issue de la langue peut être simulée, mais les simulateurs ne vont point jusqu'à la couper. La respiration est gênée, les battements du cœur sont tumultueux, les veines gonflées, le pouls est petit, serré, spasmodique, irrégulier, lent; chez les simulateurs, au contraire, il est plein, large, fréquent, accéléré. Les poignets et les pouces sont fléchis pendant l'attaque, et, si l'on parvient à les étendre, ils ne se fléchissent plus, tandis que les imposteurs opposent ordinairement peu de résistance à l'extension et fléchissent de nouveau les pouces lorsqu'ils ne sentent plus d'obstacle. La peau est ordinairement froide, tandis qu'elle est chaude chez les simulateurs.

La succession des phénomènes pendant la durée de l'accès offre aussi des caractères importants à observer. Dans l'épilepsie réelle, l'accès arrive inopinément et le malade tombe indistinctement sur tous les points, tandis que le simulateur choisit son temps et son lieu pour tomber sans se blesser. La flexion des pouces est un des phénomènes qui se manifestent les premiers.

À la fin de l'accès, la pâleur succède à la turgescence et à la coloration de la face ; il se produit alors un ronflement soporeux et la face prend un aspect de stupeur et d'hébétude. Le pouls se régularise et se ralentit : la respiration redevient normale ; le malade prononce quelques mots sans avoir le sentiment de ce qui vient de lui arriver et se plaint de douleurs dans la tête, d'une fatigue générale ; enfin il reprend ses sens et succombe à un impérieux sommeil.

Il ne faut pas s'en laisser imposer par la violence, la force ni la durée des convulsions, que les fourbes prolongent souvent au delà du temps qui appartient à la véritable convulsion épileptique.

Lorsque le médecin ne peut assister à l'accès, il ne saurait énoncer que des probabilités, dont il puise les éléments dans la notoriété publique, dans un habile interrogatoire et dans l'analyse des apparences extérieures.

Dans l'épilepsie ancienne, on peut observer ensemble ou séparément quelque déformation à l'enveloppe osseuse de la tête et une expression spéciale de la physionomie, qui prêtent plus ou moins de vraisemblance aux allégations du réclamant, sans toutefois que l'absence de ces signes autorise à conclure en sens opposé. Quant aux traits de la physionomie, on les a systématiquement groupés dans le tableau suivant, que la nature, il est vrai de le dire, offre rarement aussi complet, aussi prononcé, mais qui peut fournir cependant quelques indications précieuses. L'épileptique porte sur son visage l'empreinte de la timidité, de la honte, de la tristesse, de la stupidité ; ses paupières supérieures tendent à s'abaisser, sa tête est déviée de l'attitude naturelle, et le plus souvent penchée en avant ; la peau de la face est terne, ridée ; la pupille est dilatée, la voix rauque ; les veines sont grosses, les narines élargies, les lèvres épaisses et colorées, les bords libres des dents incisives de l'une et de l'autre mâchoire usés obliquement sur les parties correspondantes. Il présente presque toujours, après les accès, des meurtrissures, des contusions, des plaies même, qu'il s'est faites à l'improviste. La langue est souvent sillonnée par les traces des déchirures opérées avec les dents. Celles-ci sont parfois usées, surtout à la face antérieure des incisives inférieures, par suite du grincement convulsif et répété qui accompagne l'épilepsie.

Les aspersions vigoureuses d'eau froide sur la face, l'introduction du tabac en poudre dans les fosses nasales, le chatouillement des narines ou de la plante des pieds provoquent toujours des manifestations apparentes de perception chez le simulateur.

Chez les sujets incorporés, ces données rationnelles seront prises en considération, mais accessoirement ; ce n'est qu'après avoir constaté la réalité de la maladie qu'on peut établir une proposition de *réforme*. Pour arriver à cette fin, on devra, chaque fois que l'on sera appelé à constater un accès, se souvenir des indications qui

13.

ont été données ci-dessus et se livrer aux épreuves qui en découlent.

Quand il s'agit de prononcer la *réforme* pour cause d'épilepsie, le sujet étant mis en observation dans un hôpital, il est toujours possible au médecin ou à son délégué d'assister à une crise et de s'assurer si l'affection est réelle ou simulée.

L'épilepsie peut être facilement *dissimulée*, et, lorsqu'elle n'a laissé aucune trace permanente dans l'habitude extérieure du corps, la notoriété publique est seule capable de révéler la fraude, s'il ne se déclare pas un accès en présence du conseil.

L'épilepsie *alcoolique*, forme assez commune chez les soldats intempérants, guérit ordinairement après quelques jours de régime hospitalier.

Vertige épileptiforme.

81. Il est une forme de cette affection, le *vertige épileptiforme* où, pendant les accès, il n'y a ni convulsions, ni turgescence de la face, ni écume à la bouche. Elle est constituée par une perte subite de connaissance avec insensibilité générale, relâchement des muscles, chute ou seulement vacillation du tronc. Après cette attaque, dont la durée est fort courte, le malade reprend la suite de ses occupations, sans soupçonner son état. Cette variété de l'épilepsie, qui porte la plus profonde atteinte aux facultés intellectuelles, ouvre incontestablement des droits à l'*exemption* et à la *réforme*.

Catalepsie.

82. La *catalepsie*, affection intermittente, à retours irréguliers comme l'épilepsie, est d'une extrême rareté, surtout chez l'homme. Elle a pour caractères essentiels la perte subite du sentiment et de l'intelligence, un état de rigidité du système musculaire tel que les membres et le tronc conservent, pendant tout le cours de l'accès, les poses, naturelles ou forcées, qu'ils avaient au début. On constate facilement la perte du sentiment ; quant à la roideur musculaire, elle peut être *simulée* à un léger degré, mais un imposteur ne saurait arriver à cette rigidité complète qu'on observe chez certains cataleptiques. Si l'accès se déclarait devant un conseil de révision, il serait donc possible, le plus souvent, de distinguer la vérité de l'imposture ; mais en dehors de ces très-rares circonstances, le médecin n'aurait guère à tenir compte que de la notoriété publique et du tempérament, qui est ordinairement nerveux ; il ne saurait, le plus souvent, prononcer l'*exemption* sur d'aussi faibles indices.

Extase.

83. Il en est de même de l'*extase*, qui se caractérise par une exaltation morbide de l'intelligence et par la concentration de l'esprit sur certaines idées qui l'absorbent, le détournent de toute perception étrangère, et affaiblissent ou suppriment tout phénomène de la vie de relation.

Somnambulisme.

84. Le *somnambulisme*, qui n'est peut-être qu'une exagération des songes ordinaires, est caractérisé par l'action de marcher pendant le sommeil et par l'exécution de mouvements accomplis dans les conditions ordinaires de la vie, sans qu'il en reste aucun souvenir après le réveil. Cet état, heureusement rare, n'est ordinairement accompagné d'aucun caractère extérieur qui permette de constater sa réalité en dehors des accès.

Lorsqu'on a pu acquérir la certitude de son existence, le somnambulisme constitue une *incapacité* pour le service militaire, s'il est habituel et n'est pas déterminé par des causes accidentelles ou passagères.

Chorée.

85. La *chorée* consiste en une mobilité irrégulière et involontaire d'un ou de plusieurs muscles, ou même de l'ensemble du système musculaire. Cette affection, congénitale ou acquise, est assez fréquente. Elle est difficilement *simulée*, et motive, lorsqu'elle est constatée, l'*exemption* du service militaire.

L'*aboiement* résulte d'une véritable chorée des muscles élévateurs du larynx et du diaphragme. Cet état ne peut être imité que par le concours *visible* de tous les muscles de la respiration. L'aboiement réel se prolonge souvent pendant plusieurs jours ; l'aboiement *simulé* ne peut se continuer au delà de quelques heures, le sujet s'arrête épuisé.

Delirium tremens.

86. Le *delirium tremens* est constitué par un état analogue du système musculaire accompagné d'un subdélire revenant par accès. Cette affection résulte de l'abus des alcooliques ; elle est curable lorsque les sujets sont jeunes, et ne motiverait l'*exemption* ou la *réforme* que si elle était arrivée à un haut degré d'intensité.

Nostalgie.

87. La *nostalgie*, qui consiste en un désir très-violent de revoir sa patrie, n'est pas une maladie proprement dite, mais une cause prochaine de maladie, qui peut atteindre les proportions les plus graves. Il n'y a pas à s'en occuper au point de vue de l'*exemption*. Lorsqu'elle existe chez un homme sous les drapeaux, il faut surtout la combattre par un traitement moral, et un *congé temporaire* suffit bien souvent pour ranimer le courage du jeune soldat. La nostalgie doit être, cependant, considérée comme un cas de *réforme* lorsqu'elle est de longue durée, a résisté aux moyens indiqués, et a déterminé des lésions externes manifestes, telles qu'un amaigrissement progressif ou des altérations organiques profondes. Ces dernières conditions sont de rigueur, car on conçoit quelles conséquences pourrait avoir un accueil trop facile aux individus soi-disant nostalgiques.

MALADIES DES OREILLES.

L'intégrité de l'ouïe est nécessaire dans tous les positions de la vie militaire ; l'examen des oreilles réclame donc la plus scrupuleuse attention.

Perte du pavillon de l'oreille.

88. L'ouïe est, en général, imparfaite chez les individus privés, en tout ou en partie, du pavillon de l'oreille, dont l'usage est de concentrer les ondes sonores vers le conduit auditif. Toutefois, cette règle souffre des exceptions ; on cite, en effet, des cas dans lesquels la perte complète de la conque n'avait amené aucun affaiblissement dans la perception des sons.

Néanmoins cet accident assez rare, qui constitue en même temps une difformité, doit être considéré comme un motif d'*exemption* ; mais on pourra conserver dans l'armée active, ou tout au moins dans des positions sédentaires, les militaires qui demanderaient à y rester malgré cette perte, si l'on a constaté que l'audition n'a éprouvé aucune altération.

Atrophie, hypertrophie, etc.

89. L'*atrophie* ou, au contraire, le *développement* excessif du pavillon, son envahissement par des tumeurs volumineuses, par des ulcères, par l'eczéma chronique et rebelle, son adhérence aux parois du crâne, sont toujours des cas d'*exemption*, soit pour la diminution de l'ouïe qui en résulte ordinairement, soit pour l'obstacle qu'ils apportent à la coiffure, soit enfin pour les dangers d'aggravation que le sujet encourt. Les mêmes motifs doivent faire solliciter la *réforme* lorsque les affections sont de nature à résister aux opérations chirurgicales qui pourraient être indiquées.

Conduit auditif.

90. Le conduit auditif, dans son état normal, étant oblique en dedans, en avant et en bas, et présentant une légère courbure à convexité postérieure et supérieure, il faut, pour l'explorer avec succès, examiner l'oreille à une vive clarté, autant que possible à la lumière du soleil, et en même temps effacer la courbure du canal en tirant le pavillon en arrière. Alors, en plaçant directement son œil au-devant de l'ouverture, on voit presque toujours jusqu'à la membrane du tympan, qui présente une surface oblique et comme nacrée. On peut faciliter cet examen par l'emploi du *speculum auris ;* mais avec la pince à pansement on obtiendra toujours un écartement suffisant de ce canal.

Oblitération, etc.

L'*oblitération* entière ou le *rétrécissement* considérable et la *déviation du conduit,* la présence de *végétations* dans sa cavité, sont des lésions susceptibles d'*exempter* du service militaire et ne prêtent point à la *simulation*.

Polypes.

91. Les *polypes* bien constatés du conduit auditif sont toujours des motifs d'*incapacité*, tant les résultats de leur excision ou de leur arrachement sont incertains. Chez les militaires, s'ils sont implantés à l'orifice externe du méat auriculaire, si leur volume est peu considérable et leur pédicule mince, ils peuvent être facilement excisés ; et, à moins qu'ils ne repullulent, il n'y a point à provoquer la *réforme;* mais dans des conditions contraires, ils sont inattaquables et rendent inévitablement le sujet *impropre* au service.

Corps étrangers.

92. Des *corps étrangers* inoffensifs et mous peuvent avoir été introduits dans le conduit auriculaire, sans dessein prémédité, y séjourner à l'insu des individus qui les portent, et nuire à l'audition en s'opposant à la transmission des vibrations sonores. Cet effet est souvent occasionné par une *accumulation de cérumen*. Il est facile de faire disparaître ces obstacles et, en même temps, la *surdité* qui en dépend.

Des pois, des fragments de moelle de sureau, des globules de mie de pain et d'autres corps analogues, introduits dans le conduit auditif, ont été présentés comme des productions morbides occasionnant d'incurables obstructions et, par suite, la surdité ; mais lorsqu'on est prévenu de la possibilité de pareilles ruses, il est rare qu'on ne puisse les déjouer. Le conduit auditif est intact, libre, jusqu'à l'obstacle que la vue reconnaît ; un instrument porté sur cet obstacle rencontre une résistance qui n'a rien d'organique. Piquée, la prétendue excroissance ne fournit pas de sang ; pressée, elle se déplace et s'enfonce davantage sans qu'on aperçoive de résistance vers un point d'insertion ; enfin, des procédés convenables d'extraction en provoquent la sortie.

Perforation de la membrane du tympan.

93. La *perforation de la membrane du tympan* se reconnaît a la facilité avec laquelle les sujets, en fermant la bouche et les narines, font sortir l'air par l'orifice externe de l'oreille durant les efforts de l'expiration. Une diminution dans la faculté auditive n'est pas la suite nécessaire de cette infirmité ; cependant, malgré l'intégrité de la fonction, il conviendrait, dans ces cas, de prononcer l'*exemption*, parce que la perforation est toujours le résultat d'un ébranlement violent ou d'une inflammation de l'oreille interne, et que, d'ailleurs, le libre accès de l'air extérieur dans cette cavité la prédispose à la phlogose.

La perforation de la membrane du tympan ne constituerait un motif de *réforme* qu'autant qu'elle aurait déterminé une surdité plus ou moins complète, ou causé des accidents d'inflammation dans l'oreille interne.

Oreille moyenne.—Obstruction, rétrécissement, oblitération.

94. *L'obstruction*, le *rétrécissement*, l'*oblitération* de la trompe d'Eustache, soit par suite de phlogose, soit par la compression qu'exercent sur le conduit l'engorgement ou une excroissance des parties environnantes, soit, enfin, par l'hypertrophie des amygdales, peuvent entraîner l'affaiblissement ou la perte de l'audition. Ces diverses altérations ne sauraient être constatées qu'en sondant la trompe ou en inspectant attentivement l'arrière-bouche. En raison de la lenteur et de l'incertitude de leur traitement, elles nécessitent toujours l'*exemption*. Chez les hommes liés au service, on devra toujours, avant de provoquer la *réforme* sur ce chef, essayer la guérison de celles qui ne sont pas incurables. Les lésions des organes voisins sont trop variables dans leur nature et leur degré d'intensité pour être, à l'avance, l'objet de recommandations spéciales.

Oreille interne.

95. Les affections de l'*oreille interne*, telles que l'*otite de la caisse*, aiguë ou chronique, les maladies des osselets, l'inflammation du tissu cellulaire et du périoste de la caisse, ne sont guère appréciables que par les symptômes rationnels, puisque leur situation profonde les soustrait entièrement à nos moyens directs d'exploration.

Otite aiguë.

L'otite aiguë s'exprime par des douleurs sourdes, quelquefois pulsatives, accompagnées de bourdonnement incommode, de *paracousie*. Ces douleurs se propagent souvent vers l'oreille externe ou vers la trompe d'Eustachi ; dans le premier cas, le malade tend instinctivement à comprimer l'oreille avec sa main ; dans le second, il se développe dans l'arrière-bouche une sensibilité qui rend la déglutition difficile. Ces phénomènes locaux se généralisent bientôt, et s'accompagnent souvent de céphalalgie, de vertiges, d'insomnie et de fièvre. A ces accidents se joint une surdité momentanée plus ou moins prononcée. Cet état, susceptible de guérison rapide, ne saurait justifier l'*exemption* que si les symptômes étaient d'une grande intensité. Il ne constituerait jamais un cas de *réforme*, car l'affection, convenablement traitée, céderait ou passerait à l'état chronique.

Otite chronique.

L'inflammation chronique de la caisse, qui peut suivre l'état aigu ou en être indépendante, s'observe surtout chez les sujets soumis à une humidité habituelle ; tels sont, par exemple, les habitants des contrées maritimes, ainsi que chez les sujets à tempérament lymphatique et disposés aux scrofules.—Elle détermine une *dysécie* dont l'intensité varie et qui paraît soumise en partie aux influences atmosphériques ; le malade entend mieux par la sécheresse que par les temps humides; il entend plus ou moins bien aussi, selon que l'engouement des tissus et l'épanchement des fluides rendent plus ou moins difficile la circulation de l'air entre la trompe et la caisse. La transparence de la membrane du tympan est souvent diminuée.

Dans les cas de cette nature, le médecin doit proposer l'*exemption*, lorsqu'il a pu se convaincre que la *simulation* est étrangère aux phénomènes accusés par le malade et à ceux qu'il observe lui-même. Lorsque l'homme est sous les drapeaux, il est toujours facile de le soumettre à une observation qui permette de constater la réalité de l'affection et à un traitement rationnel pour tenter de la guérir. La *réforme* ne serait demandée que lorsque celui-ci aurait échoué.

Écoulements puriformes.

96. Lorsque l'*écoulement puriforme* ne vient que du conduit auditif, il ne saurait motiver l'*exemption*, car ce n'est ordinairement qu'une affection passagère et sans gravité, souvent consécutive à la fièvre typhoïde. Il ne deviendrait un cas de *réforme* que s'il se montrait rebelle aux soins médicaux. On distingue ce flux de celui qui vient de l'oreille interne à l'absence des signes qui indiquent la perforation de la membrane du tympan (issue de l'air par l'oreille). Il est évident, cependant, que si la trompe était obstruée ou oblitérée, l'issue de l'air ne se ferait pas et que l'on ne pourrait, par ce moyen, s'assurer de l'origine du liquide. Il faut donc, en cas de résultat négatif, explorer le conduit auditif avec le plus grand soin, en s'aidant, s'il le faut, du spéculum ou de la pince. Dans les suppurations de l'oreille moyenne, l'écoulement se fait par la trompe d'Eustachi et pourrait être reconnu par un examen direct.

L'écoulement purulent est parfois *simulé* à l'aide de miel introduit dans les conduits auditifs externes, de sucs d'herbes d'une teinte verdâtre, de suif rance mêlé d'assa-fœtida ou de vieux fromage : mais chacune de ces substances a une fétidité qui lui est propre et qui diffère sensiblement de celle du pus, presque toujours très-odorant, que fournissent les oreilles ; quelquefois c'est du pus même que l'on introduit, mais il est facile de s'en assurer en lavant, au moyen d'injections d'eau tiède et en essuyant avec soin le canal auditif.

Un véritable écoulement purulent, abondant et fétide, est quelquefois le résultat d'une otite *provoquée* au moyen de topiques irritants ou d'injections de même nature. Il peut être difficile d'acquérir la preuve de cette manœuvre, mais le coupable en est le plus souvent puni par les conséquences les plus redoutables, qu'elle entraîne à sa suite.

On peut, au contraire, avoir intérêt à *dissimuler* un écoulement ; on cherche à le faire en détergeant le conduit auditif peu de temps avant la visite ; mais alors ce canal reste blanc, humide, comme macéré, et il ne contient aucune trace de *cérumen*, tandis que, dans

l'état normal, il est toujours sec, légèrement jaunâtre et enduit
d'une quantité variable d'un cérumen jaune ou brunâtre, épais et
consistant.

Suppuration des cellules mastoïdiennes.

97. Les cellules mastoïdiennes peuvent être le siége d'une suppuration diffuse, due à la carie de quelque portion du rocher. Dans
ces cas, les téguments sont œdématiés; mais ils forment une tumeur
dure, non compressible, qui fait cependant parfois entendre des
craquements à la pression; celle-ci exagère la douleur, qui est ordinairement vive. Cet état est rare, mais il est grave et nécessite
toujours l'*exemption* ou la *réforme*.

Surdité. (Dysécie ou cophose.)

98. Enfin la surdité peut être le résultat d'altérations diverses
qui échappent à toute appréciation ou d'une simple affection nerveuse sans aucune modification matérielle reconnaissable. La pri-
vation prolongée de l'ouïe et, par conséquent, des relations dont
cette faculté est l'instrument, détermine à la longue des caractères
assez distincts. Le véritable sourd, dont l'intelligence n'est pas
amoindrie, offre ordinairement dans les traits, dans l'expression du
visage et des yeux une sorte d'attention interrogative, qui cherche
à pénétrer, d'après le mouvement des lèvres, ce qui lui est dit. Ce
caractère, assez difficile à imiter, peut manquer ou n'exister qu'imparfaitement; mais il contraste avec l'air impassible, si ce n'est
stupide, que le *simulateur* affecte le plus souvent et qui doit, dès
l'abord, exciter l'attention.

La détonation d'une capsule, un simple claquement de mains
suffisent pour éveiller le simulateur endormi. Les menaces ou les
paroles désobligeantes adressées par l'expert à l'individu suspecté,
font apparaître sur sa physionomie tantôt la pâleur de la crainte,
tantôt la rougeur de la colère contenue. Tous les moyens de surprise ne peuvent être indiqués ni même prévus; ils naissent des
circonstances, et c'est à la sagacité du médecin à en tirer parti. Les
expédients les plus simples sont, d'ailleurs, presque toujours les
plus efficaces, parce que les fourbes ne songent point à se prémunir
avec une vigilance soutenue contre leurs effets.

Surdi-mutité.

99. La *surdité congénitale* est nécessairement accompagnée de
mutité, c'est-à-dire d'impossibilité d'articuler les sons. Dans ce cas,
la physionomie du sourd-muet, et surtout la notoriété publique, ne
peuvent laisser aucun doute.

La surdité est, de toutes les infirmités susceptibles de motiver
l'*exclusion* du service militaire, une de celles qui sont le plus souvent *simulées*, parce qu'elle ne semble exiger, pour être feinte avec
succès, qu'un rôle passif, un empire sur soi-même de tous les instants, et que, selon l'opinion générale, les lésions dont elle peut

être la conséquence appartiennent à des organes cachés, profonds, inaccessibles à l'exploration. En raison de ces circonstances et aussi de l'opiniâtreté toute spéciale avec laquelle les simulateurs persistent dans leur système, la surdité est peut-être une des infirmités qui donnent le plus d'embarras, soit devant les conseils de révision, soit dans les corps. Il est donc d'une haute importance que la vérité soit recherchée et constatée authentiquement devant le conseil ou, au moins, avant le départ du jeune soldat, car une fois mis en route sans avoir été convaincu de fraude, le simulateur, encouragé par un premier demi-succès, continuera son mensonge au corps, avec d'autant plus de persévérance que les éléments de notoriété qui pourraient le démasquer feront défaut.

Lorsqu'un homme, se prétendant sourd, se présente à la visite, la première indication à remplir est d'explorer avec le plus grand soin la conque auriculaire, l'orifice et toute l'étendue du conduit auditif, l'arrière-bouche, les amygdales, les parties qui avoisinent les piliers du voile du palais. Il faut s'assurer, ensuite, si l'air pénètre dans la caisse du tympan et s'il ne s'échappe pas à travers une perforation de cette membrane. Si, dans ces investigations, le médecin a rencontré des oblitérations, des productions morbides, des engorgements de tissus ou des tumeurs qui compriment et effacent les conduits destinés au passage des ondes sonores, la surdité est expliquée et l'*exemption* doit être proposée. Il en est de même si la membrane du tympan est perforée, cette perforation étant le plus souvent, ainsi que nous l'avons déjà dit, la suite d'ébranlements ou d'inflammations dont la surdité, plus ou moins complète, est la conséquence ordinaire ; en même temps que l'appareil auditif est rendu plus impressionnable aux causes d'irritation qui peuvent l'affecter dans la vie militaire. Après l'examen direct des organes, quelques essais peuvent être tentés avec réserve devant le conseil de révision. Il faut se défier, d'abord, du sourd qui prétend n'entendre absolument rien, si haut et de si près qu'il lui soit parlé.

En distrayant fortement l'attention et en graduant convenablement la voix, on parvient assez souvent à surprendre des preuves manifestes d'audition. La profession qu'exerce l'appelé, suivant qu'elle implique plus ou moins la nécessité d'entendre, pourra fournir quelquefois d'utiles renseignements.

Il n'est pas inutile de faire observer qu'un sujet peut être sourd et sentir, par ébranlement, le choc d'un corps, même peu volumineux, qu'on laisse tomber près de lui, ou percevoir des sons aigus, tels que celui d'une sonnette, tout en restant insensible aux sons graves, et réciproquement. Il est d'ailleurs, dans la surdité, des degrés ou nuances dont il importe de tenir grand compte.

Enfin, une enquête de notoriété, ouverte dans la commune par les soins de l'autorité administrative, achèvera ce que les efforts de la science auront pu laisser d'imparfait, et résoudra la question, lorsque les moyens directs n'auront pu suffire à l'éclairer.

A l'égard des militaires, le rôle des officiers de santé est plus étendu : ce sont eux qui doivent, soit dans les corps, soit dans les hôpitaux, recueillir tous les éléments de conviction et soumettre, dans ce but, les individus suspects à une surveillance assidue, prolongée, rigoureuse, et à toutes les épreuves qu'ils jugent nécessaires ou convenables.

La surdité pourrait être facilement *dissimulée*, si l'on négligeait d'adresser à chaque personne examinée quelques paroles à voix presque basse.

MALADIES DE LA FACE.

Aspect général.

100. L'aspect général de la face peut suffire pour en dévoiler les principales altérations. Un coup d'œil d'ensemble révèle certaines lésions organiques incompatibles avec le service militaire, ou, du moins, fait soupçonner des affections qu'un examen plus complet constatera définitivement. Ainsi, la rougeur vive des pommettes peut mettre en garde contre la phthisie, la teinte jaune paille est une présomption de cachexie cancéreuse, la bouffissure et l'infiltration sont souvent l'indice de certaines affections du cœur ou d'une altération du sang. Une *laideur* extrême, résultant, soit d'une vicieuse conformation des traits ou d'un défaut de proportion entre eux, soit de l'atrophie d'une partie de la face, soit enfin d'un manque de symétrie entre les deux côtés du visage, peut suffire pour motiver l'*exemption*. En effet, la laideur, poussée à ce point, inspire aux camarades du jeune soldat de la répulsion, une véritable répugnance incompatible avec la vie militaire, dont la plupart des actes s'accomplissent en commun.

Difformités et exostoses du front.

101. La *protubérance* excessive et difforme du front est rare, mais lorsqu'elle se présente elle exige l'*exemption*, parce qu'elle serait un obstacle à l'usage des coiffures militaires, ordinairement composées d'une substance rigide.

Les *exostoses* siégeant au front entraîneraient les mêmes conséquences ; elles sont d'ailleurs, le plus souvent, liées à une diathèse qui motiverait seule l'incapacité de servir. Lorsqu'elles siégent à une autre partie de la face et qu'elles sont peu volumineuses, simples et isolées, elles peuvent être compatibles avec le service militaire.

Mutilations.]

102. Les *mutilations* de la face par écrasement des os, par fractures comminutives (tentatives de suicide par armes à feu) sont des causes de difformités accidentelles qui exigent, le plus souvent, l'*exemption* ou la *réforme*, en raison de leur étendue, de la gêne qu'elles apportent aux fonctions et de l'aspect qu'elles donnent à la physionomie.

Tumeurs diverses.

103. La face est fréquemment le siége de tumeurs variées : *kystes*
de diverses natures (graisseux, athéromateux, stéatomateux, osseux), *tumeurs érectiles*, qui affectent cette région de préférence à
toute autre; *exostoses*. Ces affections, quand elles sont considérables,
entraînent l'*exemption*. Mais développées chez des militaires, comme
plusieurs d'entre elles sont curables, elles ne motiveraient la *réforme*
qu'après avoir résisté à un traitement rationnel ou aux opérations
reconnues indispensables.

Ulcères de la face.

104. Les *ulcères* siégeant à la face entraînent l'*exemption* s'ils sont
d'une nature grave; ils n'exigent la *réforme* qu'après avoir résisté à
un traitement convenable. Cependant les ulcères syphilitiques, s'ils
ne sont pas liés à un état cachectique profond, et s'ils présentent
peu d'étendue, sont trop facilement curables pour s'opposer à l'admission, toute réserve faite à l'égard des remplaçants et des engagés
volontaires.

Fistules.

105. Les *fistules* de la face, autres que les fistules dentaires, constituent toujours des cas d'*exemption*.

Dartres.

106. Plusieurs espèces de *dartres* affectent particulièrement le
visage : ce sont les dartres furfuracées, squameuses sèches ou
humides, pustuleuses (couperose, mentagre), phlycténoïdes, crus-
tacées, rongeantes. L'*exemption* est applicable à toutes, sauf toutefois à la première de ces espèces.

Névralgies.

107. La *prosopalgie* faciale ou tic douloureux de la face doit entraîner l'*exemption* lorsque des signes extérieurs permettent d'en
constater la réalité. Si elle atteint un militaire sous les drapeaux,
elle ne motivera la *réforme* qu'après un traitement infructueux.

Paralysies.

108. La *paralysie partielle* d'un des côtés de la face peut tenir à
des causes essentiellement passagères. Le médecin fera ses efforts
pour en découvrir l'origine, qui peut motiver son jugement devant
le conseil de révision. Avant de prononcer la *réforme*, on devra
mettre le malade en observation et en traitement dans un hôpital.

L'*hémiplégie faciale* est souvent symptomatique d'une affection
cérébrale grave qui ne permet pas l'indécision. Mais elle est fréquemment aussi de nature rhumat'smale; dans ce cas la guérison
est si habituelle que cette affection ne saurait motiver une *exemption*
du service.

MALADIES DES YEUX.

Généralités.

109. Instruments d'une fonction dont le libre exercice n'est pas moins indispensable que celui de l'audition, les yeux sont souvent le siége, soit dans le globe, agent immédiat de la vue, soit dans ses annexes, c'est-à-dire les paupières et les voies lacrymales, d'accidents qui rendent impropre au service militaire, et dont quelques-uns peuvent être dissimulés, d'autres simulés, provoqués ou entretenus.

L'ophthalmoscopie, ou exploration méthodique de l'œil, réclame diverses conditions : il faut un degré convenable de lumière, soit naturelle, soit artificielle, qui permette d'apprécier l'état extérieur de l'œil, parfois même son volume, sa couleur, ses sécrétions, l'aspect de la pupille.

Le toucher est nécessaire pour reconnaître la consistance de l'organe, qui peut varier suivant l'état de santé ou de maladie ; l'application du doigt ou d'un corps mousse est indispensable chez les remplaçants, et peut faire découvrir la substitution d'un œil artificiel à l'œil naturel.

L'exploration de cet organe à la vue simple doit se faire sous des incidences différentes : en face du jour, de côté, à contre-jour ; il peut être utile de s'aider d'une lumière artificielle.

Divers instruments facilitent l'exploration de l'œil : la *loupe* permet d'apprécier l'état des parties superficielles, cornée, iris, cristallin ; les *lunettes*, concaves ou convexes, indiquent l'état de la vision chez les myopes et les presbytes.

Un *petit miroir*, pour recevoir la lumière réfléchie par l'œil, peut fournir quelques indications.

L'*ophthalmoscope* est indispensable à l'examen des parties profondes et fait apprécier plusieurs états morbides que l'on méconnaissait avant l'invention de ce précieux instrument de diagnostic.

Affections du globe oculaire.

110. Le *globe de l'œil* présente, dans sa situation et sa direction, dans sa texture, sa forme, la proportion de chacune de ses parties, et enfin dans ses propriétés vitales, des modifications variées, sur lesquelles l'attention du médecin est souvent appelée.

Lésions mécaniques.

L'état de l'œil, résultant de *violences extérieures,* peut nécessiter l'*exemption* lorsqu'il apporte du trouble à la vision ; telles sont les suites de contusion, de commotion, de compression, de luxation (ophthalmoptosis), de plaies. L'appréciation varie, nécessairement, suivant chaque cas individuel.

Corps étrangers.

111. Il est difficile qu'on ait à constater, devant le conseil de révision, la présence d'un *corps étranger* dans le globe oculaire, le premier soin du blessé étant de provoquer son extraction. On a, cependant, quelquefois à reconnaître des troubles plus ou moins graves dans l'organe et dans sa fonction, par suite de corps étrangers métalliques, de petite dimension, engagés dans les membranes de l'œil et dont le malade lui-même ignore la présence. Les suites essentiellement variables de tels accidents s'opposent encore à toute appréciation générale.

Exophthalmie ou exorbitisme.

112. Le déplacement de l'œil, congénital ou acquis, ne peut avoir lieu qu'en avant; l'organe sort alors, partiellement ou complétement, de l'orbite, chassé par une puissance qui lui est excentrique et produit l'*exophthalmie* ou *exorbitisme*. Cette affection peut être simple, ou symptomatique, soit de lésions locales, comme les *orbitocèles*, soit d'un état général dont il faut tenir compte. C'est toujours un cas d'*exemption*. Quant à la *réforme*, on ne doit la proposer que lorsque, après s'être bien rendu compte de la cause qui repousse l'œil au dehors, on a reconnu l'impossibilité de la détruire.

Atrophie.

113. L'état contraire ou *atrophie* de l'œil est rare, et peut résulter d'altérations diverses. Quoique compatible avec la vision, l'atrophie oculaire d'un seul côté déterminant un défaut d'accommodation, affaiblit et trouble cette fonction. Elle nécessite toujours l'*exemption*.

Hydrophthalmie ou hydropisie de l'œil.

114. L'*hydrophthalmie*, peu commune en France, plus fréquente en Algérie, peut se présenter isolément ou être symptomatique d'une autre hydropisie : elle est souvent liée à l'état lymphatique, aux scrofules, au rachitisme. Elle constitue un cas formel d'*exemption*. On parvient rarement à la guérir, et l'on doit presque toujours la considérer comme exigeant la *réforme*.

Ophthalmies.

115. Sous l'expression générale d'*ophthalmies* on comprend des lésions variées, qui peuvent intéresser des tissus différents. L'*ophthalmie aiguë* entraîne parfois à sa suite des altérations sérieuses qui compromettent la vision. Dans quelques cas graves, mais seulement alors, le médecin devra proposer la *non-admission*; cependant il serait mieux que le jugement fût réservé jusqu'à ce qu'on pût reconnaître si l'affection marche vers la guérison, ou si elle sera suivie de lésions susceptibles d'entraîner l'incapacité de servir. Chez les militaires l'ophthalmie aiguë doit être traitée d'abord par les moyens appropriés, et la *réforme* pourrait être prononcée dans les cas qui viennent d'être spécifiés.

L'*ophthalmie chronique* ne tarde pas à déterminer, dans l'appareil
de la vision, des désordres susceptibles de gêner ses fonctions d'une
manière notable. Elle se lie souvent à un état général de faiblesse
ou de cachexie, ordinairement scrofuleuse. Elle peut aussi dépendre du rhumatisme, de la syphilis, de violences extérieures. Le
clignotement qui l'accompagne amène fréquemment, à la face cutanée des paupières, des rides prononcées, et à l'angle externe de
l'œil, des plis convergents vulgairement désignés sous le nom de
patte d'oie. La conjonctive est plus ou moins rouge, parcourue par
des vaisseaux développés, et cette rougeur se propage à la face interne et aux bords des paupières. La lumière est supportée difficilement, et sous son influence les paupières se rapprochent involontairement avec plus ou moins de violence, en même temps que
l'injection des tissus augmente.

On a vu se présenter devant le conseil de révision des hommes
qui s'étaient fait arracher des cils, cautériser ou irriter les bords
libres des paupières, et se prétendaient atteints d'ophthalmie chronique. Mais on ne trouve alors ni rides au paupières, ni relâchement ; au contraire, la surface est plus ou moins chaude, rouge,
tuméfiée, et ces caractères ne permettent pas de méconnaître une
affection récente aiguë. Il se peut, toutefois, que, par suite de l'application longtemps continuée d'agents irritants, des désordres graves
soient produits ; alors la maladie est non plus *simulée*, mais *réelle*,
provoquée, et elle entraîne les mêmes conséquences que si elle était
survenue accidentellement. On peut bien encore, dans ces cas,
soupçonner la fraude, au bon état de la constitution générale, à
l'absence des rides de la paupière ; mais les présomptions sont alors
trop faibles pour servir de base à des poursuites dans l'intérêt de
la vindicte publique. Les cas de ce genre sont, d'ailleurs, heureusement rares, à raison de la crainte des suites funestes, telles
que la perte de la vue, que l'action prolongée des irritants peut
entraîner.

Lorsqu'on soupçonne une simulation ou une provocation, il peut
être utile de rechercher la substance qui aurait servi à la fraude.
Ce sont, le plus souvent, des agents chimiques, des acides, qu'on
peut reconnaître à la nature des lésions qu'ils déterminent. Ce sont
quelquefois des corps étrangers, tels que du tabac ou des fragments d'ongles ; le premier se retrouve et se reconnaît aisément ;
les seconds échappent plus facilement et exigent une plus grande
attention.

Quant à l'*exemption*, l'ophthalmie chronique ne doit en motiver
la demande que lorsqu'elle est ancienne et alors qu'elle a entraîné
dans les parties affectées des désordres plus ou moins considérables
et un flux puriforme abondant. La coexistence d'un tempérament
lymphatique prononcé et de scrofules ajoutera aux motifs de l'*exemption*. Mais lorsque l'ophthalmie chronique est simple, que l'appareil
oculo-palpébral n'a pas subi d'altération, que la constitution du
sujet est bonne, il est vraisemblable qu'elle dépend de causes pro-

fessionnelles et qu'elle guérira d'elle-même sous l'influence d'autres manières de vivre. C'est ainsi que les horlogers, les graveurs, les forgerons, les hommes qui vivent exposés à l'action de poussières diverses, ont souvent les yeux rouges, irritables, et doivent néanmoins être admis, si toutes les circonstances de constitution générale et d'intégrité des tissus sont favorables. L'ophthalmie chronique ne peut motiver la réforme que lorsque la résistance aux agents les mieux appropriés a démontré qu'elle est incurable. L'extrême facilité avec laquelle elle se reproduit est une des conditions de cette incurabilité.

L'expérience a démontré que, dans la blépharite ciliaire monoculaire avec conjonctivité, il existe presque toujours une tumeur lacrymale, effet ou cause de cette inflammation : cette tumeur, qui peut passer inaperçue et exige parfois un examen attentif, doit comporter l'*exemption*, qu'on serait tenté de ne pas accorder à la conjonctivité chronique elle-même, si elle était peu intense.

Glaucôme.

116. Le *glaucôme*, affection qui peut avoir pour siége plusieurs éléments anatomiques de l'œil, tient le plus souvent à une lésion de la choroïde. Il a pour caractères, quand il est confirmé : un dépoli du côté de la face concave de la cornée, qui se présente à l'œil de l'observateur sous l'aspect d'une glace sur laquelle on aurait soufflé ; une dureté du globe, telle qu'on croirait sentir à travers les paupières une bille de billard ; une dilatation de la pupille ; le malade éprouve des douleurs plus ou moins intenses et aperçoit les couleurs de l'arc-en-ciel lorsqu'il est soumis à une lumière artificielle. Cette affection comporte l'*exemption* et la *réforme*.

Affections de la cornée.

Staphylôme transparent.

117. La conicité extrême ou *staphylôme* transparent de la cornée est un état congénital qui apporte un trouble grave dans la vision et s'oppose au service militaire.

Plaies, corps étrangers.

118. Les *plaies* de la cornée, qui résultent d'une violence extérieure ou de la présence d'un corps étranger, ont une gravité variable suivant leur étendue et leur profondeur. La *perforation*, avec ou sans procidence de l'iris, est un cas d'*exemption*.

Kératite.

119. La *kératite* aiguë, bien caractérisée par la vascularisation, plus ou moins visible, de la cornée, avec suffusion interstitielle, et surtout la kératite chronique, sont toujours graves et doivent comporter l'*exemption*, parce qu'elles peuvent avoir pour conséquence des taies, des ulcérations, des abcès caséiformes tendant à la per-

foration, des staphylômes opaques avec ou sans synéchies antérieures.

Ulcérations.

120. Les *ulcères* de la cornée ont une gravité variable suivant
leur siége et suivant qu'ils sont superficiels, profonds ou perforants.
Si l'ulcération est superficielle, étroite, située en dehors du champ
de la vision, elle est compatible avec le service; si elle est plus
étendue et profonde, elle réclame l'*exemption*. La *réforme* ne serait
proposée qu'après un traitement préalable et infructueux.

La kératite et les ulcérations *provoquées* sont sans gravité.

Les ulcères de la cornée doivent être bien distingués des phlyc-
tènes de la conjonctivité phlycténulaire, en ce que celles-ci siégent
toujours au sommet d'un faisceau vasculaire de forme triangulaire;
cette dernière affection guérit avec rapidité, et même sans traitement.

Taies.

121. Les *taies* ou *opacités* (*néphlion*, *albugo*, *leucoma*, suivant leur
intensité), ne sont des motifs d'*exemption* que si elles siégent au-
devant de l'ouverture pupillaire.

Tumeurs.

122. Les *tumeurs* développées dans la cornée, quelle que soit leur
nature, altèrent toujours plus ou moins profondément la vision, et
sont *incompatibles* avec le service militaire.

Staphylôme opaque.

123. Le *staphylôme opaque* de la cornée, apportant un obstacle
plus ou moins complet à la vision et présentant toujours une guérison difficile et douteuse, constitue un cas formel d'*exemption* ou
de *réforme*.

Affections de l'iris.

Décoloration.

124. L'iris s'offre quelquefois décolorée légèrement ou d'une coloration différente sur chacun des deux yeux. Cet état, le plus
souvent congénital, est très-compatible avec un bon exercice de
la vision. Mais parfois aussi la décoloration de l'iris est la trace
d'une iritis ancienne; il faut s'assurer alors, par l'éclairage
oblique, que l'iris est bien mobile et qu'il n'y a pas de synéchie
postérieure, toujours assez difficile à constater et qui entraînerait
l'*exemption*.

Fentes congénitales, déchirures.

125. On observe parfois dans cette membrane des *fentes congénitales*, qui sont sans gravité ; des *déchirures*, des *perforations*, qui
motivent un jugement différent suivant leur étendue.

Absence de l'iris.

126. *L'absence* de l'iris, d'un seul côté, peut s'observer; elle entraînerait toujours l'*exemption*.

Déformation.

127. La pupille peut être *déformée* par adhérence de l'iris, soit à la cornée, soit à la capsule cristalline (*synéchies* antérieure et postérieure), par hernie ou par atrophie de l'iris, soit par des restes d'exsudat, par une compression d'arrière en avant. Tous ces cas comportent l'*exemption*. La déformation congénitale n'est pas un motif d'*immunité*, pourvu que la membrane reste contractile et sensible à la lumière.

Atrésie.

128. L'*atrésie* (myosis) ou rétrécissement de la pupille ne motive pas l'*exemption*, si cette ouverture est régulière et se dilate facilement. L'*occlusion complète* de la pupille, congénitale (persistance de la membrane pupillaire) ou accidentelle, entraînant la cécité, est un cas évident d'*exemption* du service militaire.

Mydriase.

129. La *dilatation* de la pupille, mais peu considérable, est compatible avec une vision parfaite; lorsqu'elle est excessive et permanente, elle constitue un motif d'*immunité*. Le médecin se tiendra en garde contre la possibilité de *simulation* à l'aide de substances spéciales.

Décollements, etc.

130. L'iris peut être *décollée* de son attache au ligament ciliaire et donner lieu à une pupille artificielle; si le décollement est peu étendu, il est sans influence sur la vision. Cette membrane fait parfois saillie à travers la cornée, c'est un *staphylôme*, qui peut être léger et ne causer que peu de trouble dans la vision, ou considérable et apporter un obstacle sérieux à cette fonction. Ces différences sont laissées à l'appréciation des médecins.

Le *tremblement* de l'iris (*tremulus iridis*) indique un ramollissement du corps vitré, ou une luxation du cristallin; il a toujours une fâcheuse influence sur la vision et doit entraîner l'*exemption*.

Iritis.

131. L'*iritis* ou inflammation de l'iris offre trois formes principales : l'*iritis traumatique*, l'*iritis syphilitique* et l'*iritis rhumatismale*, qui se distinguent par des caractères locaux et généraux. Ces affections entraînent l'*exemption* lorsqu'elles sont bien caractérisées, tant sous le rapport de l'intensité que sous celui de leur nature.

Affections de la sclérotique.

132. Les maladies propres à la *sclérotique* sont rares, et leur examen, devant les conseils de révision, présente peu d'importance. La seule lésion à signaler est un *amincissement* extrême de cette membrane, qui, vue par transparence, peut offrir une coloration noire; cet état bien constaté entraînerait l'*incapacité* de servir.

Affections du cristallin et de sa capsule.

Luxation.

133. La *luxation* du cristallin est peu fréquente, mais elle exige l'*exemption* ou la *réforme* lorsqu'elle se présente, qu'elle soit traumatique ou spontanée, que la lentille soit opaque ou transparente, irréductible ou réductible à volonté.

Cataracte.

134. La *cataracte*, quelles que soient ses variétés de couleur, de consistance, de siége et de forme; la *fausse cataracte*, qui consiste en une oblitération de la pupille par des dépôts sanguins ou purulents, sont toujours des cas d'*exemption* ou de *réforme*.

La cataracte est ordinairement appréciable à la vue simple; cependant il peut être, dans certains cas peu prononcés, nécessaire de recourir à la *loupe* et à l'*éclairage oblique*, surtout dans les cas fort rares de cataracte noire. Cette dernière méthode d'exploration consiste à examiner la pupille en la plaçant au foyer d'une lentille tenue verticalement entre l'œil et la flamme d'une bougie située en avant et en dehors de l'organe. On peut aussi, par ce procédé, reconnaître des adhérences de la capsule à l'iris, des exsudations, sanguines ou autres, siégeant sur le bord pupillaire, de fines ulcérations de la cornée, et même des corps étrangers qui pourraient être fixés à la surface ou dans l'épaisseur de cette membrane.

Affections des parties profondes de l'œil.

Amauroses dépendant d'une affection du corps vitré : corps vitré obscur, état jûménteux corps flottants, cysticerques, etc.—Dépendant de la choroïde : choroïdite et ses variétés; staphylôme postérieur; apoplexie de la choroïde.—Dépendant de la rétine et de ses annexes : rétinite; apoplexie de la rétine; dégénérescence graisseuse; hydropisie sous-rétinienne.

135. Les progrès de l'oculistique, dus surtout à l'emploi de l'ophthalmoscope, ont permis de reconnaître que l'amaurose n'est point le résultat d'une lésion unique et toujours identique à elle-même, mais que cet état fonctionnel peut résulter d'affections nombreuses et non moins différentes par leur nature que par leur siége.

Toutes ces affections ont pour caractère dominant l'affaiblissement (*amblyopie*) ou la perte de la vue (*amaurose* proprement dite), dans l'un des yeux ou dans les deux, sans qu'aucune lésion appréciable, à la simple vue, mette obstacle à l'arrivée des rayons lumineux sur la rétine.

Les amauroses dont l'origine est dans le globe oculaire peuvent être, presque toujours, reconnues par l'ophthalmoscope ; les indications négatives de cet instrument indiquent, en général , qu'il faut en rechercher le siége dans le nerf optique ou dans le cerveau ; dans ce dernier cas, le médecin n'a d'autre guide que l'appréciation raisonnée des phénomènes fonctionnels qui révèlent les affections cérébrales.

Dans la *rétinite*, l'emploi de cet instrument réclame de la prudence, car la concentration des rayons lumineux sur une surface enflammée aussi sensible que la rétine, pourrait déterminer des accidents. Un moyen d'exploration qu'il ne faut pas négliger est la provocation des *phosphènes*, désignés , suivant leur degré d'importance, sous les noms de *jugal*, *frontal*, *temporal* et *nasal*. Ils disparaissent dans cet ordre, suivant l'intensité de la paralysie.

L'*œdème* de la rétine s'observe dans le diabète, sucré ou non sucré, dans l'albuminurie, dans la rétinite syphilitique, et même à la suite de contusions de l'arcade frontale.

Amauroses dépendant du nerf optique : atrophie ; hyperhémie; varicosités; apoplexie; ramollissement, etc.

136. Les maladies de la papille du nerf optique ne peuvent être reconnues que par l'application de l'ophthalmoscope. Son *atrophie*, qui est une cause fréquente d'amaurose et se lie souvent à l'*amaurose célébrale*, est indiquée par un *aspect nacré*, d'une *blancheur éclatante*, au lieu de la nuance *rose pâle jaunâtre* que présente cette papille à l'état normal.

Toutes les affections profondes de l'œil, qu'elles aient entraîné la perte ou seulement l'affaiblissement de la vision, qu'elles siégent dans l'un des yeux on dans les deux, sont des motifs constants d'*exemption* ou de *réforme*. La fonction visuelle ne s'exerce dans toute sa plénitude qu'avec le concours des deux yeux, et lorsque la perte de la vue d'un côté est le résultat de causes organiques, celles-ci menacent, le plus souvent, l'autre œil de la même altération.

Mais on concevra quelle réserve exige cette décision d'*exemption* ou de *réforme*, en pensant que l'amaurose est une des infirmités dont l'existence est le plus fréquemment *prétextée* où *simulée*. Ayant appris que les affections désignées sous ce nom ont d'ordinaire une marche lente et progressive, et qu'elles manquent de caractère tranché pendant leur première période, l'individu qui veut prétexter l'amaurose assure que sa vue est mauvaise ou même qu'il ne voit absolument rien.

Lorsque l'infirmité est réelle et bornée à un seul organe, il existe, en dehors des caractères ophthalmoscopiques, un signe, assez peu prononcé, il est vrai, mais d'une valeur réelle quand on peut le constater, c'est un léger strabisme de l'œil affecté, dû à ce que cet organe ne s'arrête sur aucun point particulier. Le malade, non-seulement ne regarde pas de manière à ce que l'objet sur lequel il veut fixer son regard se trouve directement placé dans l'axe de la vision, mais il ne tourne pas même les deux yeux vers le même point. La volonté ne peut produire cette divergence, bornée à un seul œil, et contenue dans une si faible limite; cette particularité donne à la physionomie quelque chose d'inattentif et d'égaré que l'on ne peut contrefaire. Enfin on découvre quelquefois, autour de l'orbite, des traces de lésions dont la paralysie de la rétine peut être le résultat. On complète cette investigation en faisant faire au réclamant l'histoire de sa maladie.

S'il en fait remonter le début assez loin, les signes doivent être plus prononcés; alors, l'œil est altéré dans sa forme, il est plus saillant ou plus enfoncé; la pupille est dilatée, irrégulière dans son contour; elle reste immobile, à quelque excitation qu'on l'expose, et laisse voir, au delà de son ouverture, une belle couleur noire. Cette insensibilité de l'iris, symptôme caractéristique et surtout facile à saisir dans l'amaurose d'un seul œil, par le contraste que présentent les deux pupilles frappées par la même lumière, soit qu'on approche et qu'on éloigne alternativement des yeux une bougie allumée, soit que, par un mouvement commun, l'on ferme et l'on ouvre successivement ces deux organes avec les pouces mollement appliqués sur les paupières supérieures. Pendant ces épreuves, la pupille du côté sain se resserre et se dilate rapidement, l'autre oscille avec lenteur, et montre toujours une tendance prononcée à s'élargir. Si l'on ouvre entièrement l'œil sain, la pupille de l'œil malade, quoique restant exposée à une vive lumière, se dilate immédiatement, puis reste immobile, différence qui tient à ce que, dans l'expérience précédente, elle suivait par synergie les mouvements de celle de l'organe congénère. Si dans ce cas, cependant, l'iris conserve de la mobilité, ce qui a lieu quelquefois, cette faculté ne se manifeste, même sous l'action de la lumière la plus intense, que par des balancements lents, faibles, momentanés et bientôt suivis de retour à l'état permanent de dilatation de la pupille. C'est en produisant artificiellement ce phénomène de dilatation, à l'aide de certaines préparations, qu'on parvient à simuler l'amaurose. Chez les militaires, cette manœuvre n'aurait aucune chance de réussite, car les effets des substances douées de ces propriétés sont passagers; ils cessent après quelques heures ou un petit nombre de jours, et il serait facile de soumettre, pendant ce temps, les individus à une surveillance assez rigoureuse pour les empêcher de renouveler leur fraude. Mais devant un conseil de révision, dont la décision ne peut être le plus ordinairement suspendue, la situation du médecin est parfois embarrassante. En effet, s'il est rare que l'immobilité de l'iris atteigne alors le même degré que dans la maladie réelle, que les oscillations se répètent aussi souvent que la lumière vient frapper l'œil, ces nuances peuvent aussi se trouver à quelques degrés de l'amaurose peu avancée. Quand l'affection est simulée, on n'observe jamais de déformation de l'œil ou d'irrégularités dans le contour de la pupille, et l'application des substances destinées à dilater cette ouverture, étant nécessairement récente, l'œil présente généralement à sa surface de la rougeur, du larmoiement (ces deux phénomènes ne se montrent pas, à moins qu'il n'y ait complication de conjonctivité, si l'application a été faite sur la tempe ou sur la paupière), tandis que, dans l'amaurose réelle, les membranes oculaires externes demeurent ordinairement transparentes et dans un état parfaitement normal. On pourra couvrir l'œil sain et faire mine de plonger le doigt dans l'œil malade. Si la vue est bonne, les paupières se rapprochent chaque fois que le geste est répété, car ces substances stupéfiantes ne suspendent pas complétement la sensibilité de la rétine. Enfin le fraudeur, adroitement interrogé, pourra rarement donner des explications plausibles sur l'origine, la marche, les symptômes et le traitement de la maladie.

Les développements précédents étaient surtout indispensables pour les médecins qui n'ont point encore la pratique de l'ophthalmoscope et qui ne pourraient appliquer avec sûreté cet instrument de diagnostic.

Caractères différentiels de la cécité par amaurose et par cataracte.

137. La *cécité* par amaurose imprime à la physionomie un caractère tout différend de celui qui résulte de la cécité par cataracte, et qui ne permet pas de les confondre. L'amaurotique porte la tête haute, ouvre largement les yeux pour rassembler, dans l'espace pupillaire, le plus grand nombre possible de rayons lumineux et provoquer par l'intensité de la lumière un reste de sensibilité dans la rétine. L'aveugle par cataracte marche la tête baissée, inclinée en différents sens et semble chercher la position la plus favorable pour faire pénétrer quelques rayons lumineux entre l'iris et la capsule opaque.

L'amaurose et la cataracte ne sont point les seules causes de la perte de la vision; mais quelle que soit l'origine de cette infirmité, qu'elle soit partielle ou complète, il suffit qu'elle ait été bien constatée pour entraîner *l'incapacité absolue* de servir.

Troubles de la vision.

Myopie.

138. Les données de la physique portent à attribuer à certaines modifications dans la forme ou dans la densité des parties traversées par les rayons lumineux, la *myopie* ou vue courte, vice de la vision qui ne permet de distinguer les objets qu'à une faible distance ou en deçà des limites de la perception normale. Ces modifications sont, le plus souvent, difficiles à constater; cependant on signale, comme indices fréquents de la myopie, la saillie de l'œil et surtout la proéminence de la cornée, la présence de rides aux angles des yeux, la lenteur des pupilles à se resserrer; mais ces signes sont équivoques. Il convient de recourir à des épreuves directes et spéciales : il faut que le réclamant lise à 30 ou 35 centimètres de distance du nez, avec des verres biconcaves du n° 4 ou du n° 5, et qu'il distingue nettement les objets éloignés avec le n° 6 ou 7 (1). La vérification devient plus difficile quand l'individu ne sait pas lire : on marque ordinairement alors sur du papier une série de points et on lui demande de les compter, en procédant du reste comme pour la lecture. Or, on a constaté qu'un homme non myope peut nombrer ces points : ils paraissent des zéros. On remédie à cet inconvénient en traçant une suite de petites figures différentes, des croix, des carrés, des zéros, qu'il doit distinguer avec le n° 4 ou 5. On ne doit pas négliger de soumettre à des épreuves analogues les volontaires et les remplaçants, afin d'éviter la *dissimulation*.

Une épreuve très-simple et très-concluante, et qu'on ne doit jamais négliger, consiste à appliquer successivement devant les yeux des lunettes dont les verres sont de numéros différents pour myopes et de verre ordinaire, sans que l'individu soumis à l'examen les voie à l'avance. Le simulateur ne distingue pas, de prime abord, ceux avec lesquels il lui serait impossible de lire s'il était réellement myope.

La myopie est souvent due au staphylôme postérieur, et pourrait être, dans ce cas, diagnostiquée par l'ophthalmoscope.

L'inaptitude au service militaire découle de la myopie constatée.

Presbyopie.

139. La *presbyopie*, qui consiste en une vision confuse pour les objets rapprochés tandis que la vue s'exerce régulièrement de loin, se présente très-rarement devant les conseils de révision, car c'est une infirmité presque exclusive à l'âge mûr et surtout à la vieillesse. Elle peut être constatée par l'usage de verres convexes, mais pour entraîner l'*exemption* il faudrait qu'elle fût arrivée à un degré élevé. Elle se présente souvent chez les vieux soldats, et ne s'oppose pas à leur maintien dans les rangs de l'armée.

Hémiopie.

140. Dans l'*hémiopie* la vision ne s'exerce que sur une partie plus ou moins étendue des objets qu'on regarde. Elle dépend d'un état paralytique partiel de la rétine.

Diplopie.

141. La *diplopie* ou vue double (uni ou binoculaire) est un trouble qui résulte d'un dérangement dans le parallélisme des axes visuels, dû le plus souvent à une paralysie musculaire.

---

(1) Cette condition est indispensable aujourd'hui que le tir s'effectue jusqu'à une portée de 600 mètres. Il faut, dans l'épreuve, que les verres soient placés sur la racine du nez, au voisinage du globe oculaire.

Dans la diplopie binoculaire l'un des yeux est dévié, soit en dehors, soit en dedans, suivant le nerf affecté ; l'image fournie par l'œil malade est souvent oblique, tandis que celle de l'œil sain est droite. La diplopie bien constatée doit toujours motiver l'*exemption*, car, bien que disparaissant dans un grand nombre de cas, elle est l'indice d'une perturbation grave, dont les suites sont *incompatibles* avec le service militaire.

Berlue.

142. La *berlue* ou *pseudoblepsie* est une affection dans laquelle le malade croit voir des objets qui ne sont pas sous ses yeux : tel est le phénomène si connu des mouches volantes ou *myodepsie.* C'est le plus souvent, un premier degré de l'*amaurose.*

Ces différentes affections ne se révèlent par aucun signe extérieur, mais on pourrait, dans certain cas, obtenir de précieux renseignements par l'emploi de l'ophthalmoscope. Elles entraîneraient l'*exemption* si l'on parvenait à constater leur point d'origine. Elles ne motiveraient la *réforme* que si elles étaient liées à un état organique grave et bien apprécié.

Photophobie, photopsie.

143. La *photophobie* et la *photopsie* sont des symptômes d'affections qui peuvent souvent, mais non pas nécessairement, entraîner l'*exemption* ou la *réforme.*

Héméralopie.

144. Dans l'*héméralopie* le malade voit très-bien pendant le jour et devient aveugle pendant la nuit ; vers le coucher du soleil les corps environnants lui apparaissent comme couverts d'un voile cendré ; il ne les voit point ou ne les discerne que très-faiblement lorsqu'ils sont peu éclairés par une lumière artificielle qui suffit, cependant, aux assistants ; il voit encore moins à la clarté de la lune ; enfin, à la pointe du jour, la vue se rétablit et se conserve dans toute sa plénitude jusqu'au coucher du soleil. Cette maladie est presque toujours passagère et règne sous forme épidémique.

Nyctalopie.

145. Dans la *nyctalopie*, qui est fort rare, les phénomènes sont opposés ; le malade ne voit pas ou ne voit que faiblement les objets durant le jour ou quand ils sont très-éclairés, tandisqu'il les distingue fort bien dans un lieu obscur, au déclin du jour ou pendant la nuit, lorsqu'elle n'est pas trop sombre.

Ces deux affections n'entraînant ni l'*exemption* ni la *réforme*, leur *simulation* serait inutile.

Affections de la conjonctive.

Ecchymoses.

146. Il faut éviter de confondre les *ecchymoses* de la conjonc-

tive avec l'inflammation de cette membrane, qui est la forme
la plus habituelle de l'olphthalmie ; elles peuvent résulter de
violences extérieures et n'avoir aucune gravité, ou indiquer un
état de congestion ou une cachexie scorbutique. La congestion
peut être provoquée, passagère ; l'ecchymose scorbutique serait
grave et entraînerait l'*exemption*, par suite de l'état général dont
elle serait l'indice.

Chémosis.

147. Le *chémosis*, sanguin ou séreux, peut provoquer l'*exemption*, s'il est très-prononcé et menace la cornée d'étranglement.

Kystes.

148. Les *kystes* de la conjonctive sont, en général, peu volumineux et facilement curables ; ils entraîneraient cependant
l'*exemption* s'ils étaient au voisinage de la cornée et empiétaient
sur elle.

Pannus.

149. Le *pannus*, ou état varidiqueux de la cornée, est assez rare.
Il est toujours incompatible avec le service militaire.

Ptérygion.

150. Le *ptérygion* est un développement variqueux, de forme
pyramidale, des vaisseaux de la conjonctive, dont la base répond
à la sclérotique, et dont le sommet s'étend vers le centre de la
cornée. C'est un motif constant d'*exemption* et fréquent de *réforme*,
bien qu'il soit guérissable, parce qu'il laisse toujours après lui des
dispositions à la récidive.

Xérosis.

151. La *dessication* de la conjonctive, ou *xérosis*, est une affection infiniment rare. Elle entraînerait toujours l'incapacité pour le
service, et exigerait, par conséquent, l'*exemption* ou la *réforme*.

Affections de l'orbite.

Difformités.

152. Les *difformités* congénitales de l'orbite sont extrêmement rares ; elles se lient, d'ailleurs, le plus souvent, à d'autres états morbides
incompatibles avec la vue. Cependant on observe quelquefois une
étroitesse, une sorte d'*atrophie* de cette cavité, qui pourrait motiver l'*exemption*.

Fractures.

153. Les *fractures*, les *pertes de substance*, et les *cicatrices* qui en
résultent sont à peu près les seules lésions mécaniques de l'orbite
à signaler. Le médecin se guidera, pour porter son jugement, sur
l'étendue des désordres ou des pertes de substance.

Corps étrangers.

154. Des *corps étrangers* peuvent être engagés dans l'orbite et provoquer de l'*inflammation,* des *phlegmons,* l'*ostéite,* la *carie,* la *nécrose.*

Tumeurs.

155. Des *tumeurs* variées se développent, quoique assez rarement, dans cette cavité, siégeant à l'extérieur ou dans ses parois, et déterminant, le plus souvent, l'exorbitisme. Tels sont des *abcès,* des *kystes*, des *lipômes,* des *tumeurs érectiles,* des *exostoses* ou des *épanchements*. Ce sont toujours des cas d'*exemption* et fréquemment des cas de *réforme.*

Affections des muscles de l'œil.

Strabisme.

156. Le *strabisme* est le résultat d'une lésion fonctionnelle des nerfs, ou d'une affection cérébrale ; il est simple ou double, convergent ou divergent, primitif ou consécutif à la *ténotomie.* Le strabisme de l'œil droit, quand il est *fixe permanent,* est toujours un motif d'*immunité* du service militaire, par suite de la déviation même de l'organe, et de l'affaiblissement de la fonction qui en est la conséquence inévitable.

Le strabisme pout être *simulé,* mais alors il est léger, et surtout *mobile* et *variable.* Le médecin doit donc s'assurer, avant de se prononcer sur la réalité de l'infirmité, si la déviation est *fixe, permanente.*

La simulation du strabisme peut être déjouée en réveillant le sujet endormi : dans cette épreuve, les paupières, en s'écartant, laissent voir les deux globes oculaires dans leur état normal de parallélisme ; on arrive au même résultat en le regardant pendant son sommeil, tandis qu'on écarte les paupières.

Si le sujet est éveillé, il suffit de le soumettre à une vive surprise pour lui faire oublier momentanémeut son rôle ; on peut aussi, pour découvrir la fraude, l'obliger à suivre des yeux un objet qu'on meut lentement devant lui. Chez les simulateurs, le strabisme est, le plus souvent, monoculaire ; si l'individu affecte de loucher des deux yeux, le strabisme est toujours convergent. Du reste, la fatigue, résultant de la contraction volontaire des muscles du globe oculaire, met fin d'elle-même aux tentatives de supercherie ; et celle-ci peut so dévoiler en mettant le sujet à l'écart, soumis à une observation rigoureuse, pendant la durée de la séance du conseil.

Quand le strabisme réunit ces deux conditions de fixité et de permanence, il existe toujours une tendance à la rétraction des muscles moteurs de l'œil, surtout du muscle droit, et la déviation augmente progressivement, ainsi que l'affaiblissement de la vision. En présence du conseil de révision, le médecin doit donc se borner à constater l'existence du strabisme de l'œil droit à l'état fixe et permanent, sans chercher à s'assurer de l'affaiblissement de la vision, puisque cet affaiblissement en est la conséquence iné-vitable.

On connaît une forme assez fréquente du strabisme, dit *conver-gent alternatif*. Elle est produite par la paralysie double de la sixième paire. Au début l'homme est diplopique, mais, à la longue, il s'habitue à ne regarder qu'avec un œil. Le malade atteint de cette affection a le singulier privilége de regarder les objets à droite et à gauche, indistinctement, sans tourner la tête, se bor-nant à changer d'œil dès que l'objet ne se trouve plus dans le champ de la vision. Cette forme de strabisme est facile à reconnaître. On place un objet dans la ligne médiane, à une distance de 50 cen-timètres, puis en immobilisant la tête du malade, on porte l'objet lentement à droite et à gauche, pendant qu'on examine l'œil qui regarde. Cette forme exige l'*exemption*, mais n'entraînerait la *ré-forme* que si elle était très-développée.

Nystagmus, etc.

157. Les muscles de l'œil peuvent être soumis à une contraction spasmodique, d'intensité variable, qui a reçu le nom de *nystagmus* et qui est, ou non, liée à une affection cérébrale.

Cet état s'accompagne d'une diminution notable de la faculté visuelle et doit entraîner l'*exemption*. Il peut être simulé, mais un examen attentif suffit pour déjouer la supercherie. Dans le vrai nystagmus, les mouvements des yeux sont d'une extrême rapidité, avec secousses et déviations plus visibles quand on fait regarder un objet éloigné ; ils cessent presque toujours quand le sujet re-garde un objet rapproché ; ainsi, le mouvement s'arrête pendant la lecture.

On peut rapprocher de cette lésion la *rétraction* permanente, qui tient l'œil enfoncé dans l'orbite, et le *prolapsus* qui simule l'exophthalmie.

L'*exemption* doit être proposée dans ces affections lorsqu'elles ont quelque intensité, car la réfrangibilité n'étant pas la même pour les deux yeux, il y a altération de la vision si la maladie est récente, et strabisme si elle est ancienne.

Affections des paupières.

Difformités.

158. L'*absence* ou l'*atrophie* des paupières est infiniment rare ; elle entraînerait nécessairement, par elle-même et par ses consé-quences sur la vision, l'*exemption* du service militaire.

Adhérences.

159. Les *adhérences* des paupières, soit entre elles (ankyloblé-pharon) soit au globe oculaire (symblépharon), et les lésions qui en résultent, le renversement de ces voiles membraneux, soit en

dedans (entropion), soit en dehors (ectropion), sont des cas d'*exemption* lorsque les adhérences ont assez d'étendue pour gêner la fonction visuelle, mais elles ne légitiment la *réforme* qu'après avoir résisté à un traitement rationnel.

Renversement des cils, etc.

160. Le *renversement des cils* en dedans (trichiasis), leur développement anormal (distichiasis), leur chute exposent à l'inflammation de l'œil et motivent toujours l'*exemption*. Le trichiasis peut être, avec succès, soumis à des traitements chirurgicaux qui dispensent de proposer la *réforme*.

Plaies, etc.

161. Les *plaies* des paupières, les *cicatrices*, les *inflammations chroniques*, l'*hypertrophie*, les *tumeurs enkystées* ou autres qui siégent dans leur épaisseur, les *ulcères* sont compatibles avec le service militaire, ou entraînent l'*exemption*, suivant leur étendue ou leur gravité. Plusieurs de ces lésions peuvent être guéries à l'aide d'un traitement méthodique ou d'une opération chirurgicale peu grave. Ainsi l'extirpation des tumeurs enkystées est presque toujours assez facile; les adhérences anormales peuvent être rompues au moyen d'un stylet, lorsqu'elles sont peu étendues, ou divisées par l'instrument tranchant. Ces lésions exigent donc moins souvent la *réforme* que l'*exemption*.

Blépharospasme.

162. Le *blépharospasme* est une affection dans laquelle les paupières sont agitées de mouvements convulsifs et involontaires, alternant avec des moments de repos. C'est toujours un cas d'*exemption*, cette affection se liant à une lésion cérébrale ou à une diathèse rhumatismale.

Le spasme des paupières peut être *simulé* par le simple effet de la volonté ou *provoqué* par l'introduction momentanée de quelque corps irritant sous la paupière. Dans le premier cas, il faut observer le sujet sans qu'il s'en doute, en détournant son attention ou en la faisant exciter par d'autres ; une recherche attentive permettrait, le plus souvent, de retrouver l'agent matériel de cette affection si elle était provoquée; il existe, dans ce cas, une rougeur de la conjonctive et un larmoiement plus considérables que dans la maladie véritable. D'ailleurs, on remarque plutôt la prédominance du resserrement du muscle orbiculaire qu'une alternative régulière, quoique instantanée, dans le rapprochement ou l'écartement des paupières.

Il ne faut pas confondre avec cette affection le *clignotement* habituel, état le plus souvent sans gravité, et qui n'exigerait l'*exemption* que s'il était porté à un haut degré.

Orgeolet.

163. Le médecin ne saurait s'en laisser imposer par la présence

de ces furoncles, connus sous le nom d'*orgeolets,* qui siégent fréquemment sur le bord libre des paupières.

Granulations.

164. Les *granulations* des paupières peuvent être cause ou conséquence d'une inflammation. Il est bon de faire remarquer que les granulations. qui sont rares en France, s'observent fréquemment en Belgique et dans quelques autres contrées du Nord. Leur présence ne justifierait pas plus l'*exemption* que la *réforme,* à moins d'ophthalmie granuleuse intense, affection redoutable, surtout par la facilité avec laquelle elle se communique.

Paralysie.

165. Les paupières peuvent être frappées d'impuissance dans l'un ou l'autre de leurs mouvemens opposés, savoir : 1° l'*écartement,* dû à la contraction de l'élévateur de la paupière supérieure ou à la paralysie du muscle orbiculaire ; 2° l'*occlusion,* déterminée ou par la chute de la paupière supérieure, ou par le spasme du muscle sphincter des paupières.

Écartement des paupières.

La contraction tonique du releveur de la paupière est rare, elle est liée à une lésion nerveuse qui doit entraîner l'*exemption*. La paralysie du muscle orbiculaire n'existe jamais sans une paralysie plus ou moins complète du nerf facial ; elle est *incompatible* avec le service militaire, surtout lorsque l'affection a déjà quelque durée.

Occlusion.

L'occlusion est le plus souvent le résultat d'une paralysie du muscle releveur de la paupière supérieure.

Cette *blépharoplégie* peut être, cependant, passagère et due à une tuméfaction sanguine ou séreuse de la paupière ou des tissus ambiants, à un érysipèle, à un eczéma, à un érythème. Le prolapsus devra disparaître avec cette cause momentanée et bien facile à reconnaître. Mais s'il y a chute de la paupière accompagnée de flaccidité, de mollesse, de sub-œdème du tissu cellulaire de la partie, si ce voile musculo-membraneux retombe aussitôt qu'on l'a soulevé, ou revient avec lenteur à sa position déclive, sans autre maladie voisine, on ne doit pas hésiter à provoquer l'*exemption*.

Souvent la blépharoplégie est accompagnée de diplopie au début, et se complique, à une période plus avancée, de strabisme externe, de mydriase, de saillie légère de l'œil de haut en bas et en dedans ; c'est l'indice d'une paralysie complète de la troisième paire. On peut alors, en observant avec soin le malade, reconnaître l'abolition des mouvemens alternatifs de l'œil autour de son axe antéropostérieur. Ce cas entraîne l'*exemption* ou la *réforme*.

L'action de tenir pendant quelque temps la paupière abaissée et légèrement comprimée peut amener une inertie momentanée de ces voiles membraneux, et si l'on a fait des applications aqueuses émollientes, il y a, de plus, un sub-œdème qui agit à son tour, par son poids et la tension qu'il détermine, pour maintenir la paupière abaissée. Ce mode de *simulation* de la blépharoplégie a été fréquemment employé. On démasquerait aisément la fraude en faisant avec les doigts ou une pince légère, mieux encore avec une serre fine, un pli à la peau palpébrale. On prescrit alors à l'homme de regarder fortement en haut avec les deux yeux ; aussitôt le muscle droit supérieur, qui reçoit l'innervation par la même branche que le releveur de la paupière, porte l'œil en haut, et la paupière achève instinctivement et brusquement son mouvement d'élévation par synergie d'action ; on voit, de plus, qu'il n'y a ni mydriase, ni strabisme externe. Si la paralysie était réelle, l'œil ne pourrait être porté en haut sous la paupière relevée avec les doigts, et le voile palbébral ne compléterait pas son mouvement d'élévation ; dans le cas même où l'homme, d'après un conseil médical, aurait instillé de l'atropine dans son œil pour produire la mydriase, on reconnaîtrait encore la simulation à l'absence de strabisme, car, dans ce cas particulier, la mydriase ne saurait exister sans strabisme ; de plus, on ne retrouverait pas l'abolition des mouvements alternatifs de rotation des yeux autour de leur axe antéro-postérieur. La réponse à une seule question posée au malade entraînerait une plus grande conviction ; il suffit, en le faisant fortement regarder *en haut*, de lui demander comment il voit les objets ; s'il n'accuse pas de diplopie, c'est un simulateur.

Affections des voies lacrymales.

Tuméfaction de la glande lacrymale.

166. Chacune des parties dont l'ensemble constitue les voies lacrymales peut être le siége de quelque affection rendant impropre au service militaire. Ainsi, à l'angle externe de l'œil on voit, quoique rarement, la *glande lacrymale tuméfiée* soulever la paupière supérieure, faire saillie au dehors, pousser le globe oculaire en dedans, en bas et en avant vers le nez, et le chasser de l'orbite, ce qui apporte, dans l'axe visuel, un déplacement assez considérable pour nuire à la netteté de la vue. Cette maladie, le plus souvent liée à l'inflammation chronique ou à la dégénérescence de la glande, et qui ne peut, d'ailleurs, être ni simulée ni dissimulée, est un motif absolu d'*exclusion*. Chez les militaires, bien que la tumeur puisse être enlevée, surtout lorsqu'on entreprend cette opération de bonne heure, la *réforme* est presque inévitable. La suppression des larmes, qui est en grande partie la conséquence de l'extirpation de la glande qui les sécrète, expose l'œil à des causes fréquentes d'inflammation en le privant non-seulement d'une lubrifaction continuelle, que ne remplacent qu'insuffisamment l'exhalation de la conjonctive et l'humeur des follicules de Meïbomius, mais encore des moyens destinés à entraîner, par une supersécrétion, les corps étrangers accidentellement introduits entre les paupières et le globe oculaire, la poussière, par exemple, si abondante pendant les marches d'été.

Larmoiement habituel.—Épiphora.

167. Un effet opposé, c'est-à-dire le *larmoiement habituel,* assez abondant pour que les larmes, à la plus légère excitation, inondent la surface de l'œil et se répandent sur les joues, produit aussi l'*inhabileté* au service, à cause de l'irritation permanente qui en résulte, et surtout à cause du trouble et de la fatigue qu'apporte, dans la vue, la nouvelle réfraction à laquelle les rayons lumineux sont soumis avant de pénétrer à travers la pupille. Toutefois, cette infirmité n'est ordinairement que la conséquence des lésions variées qu'il importe de rechercher, parce que ce sont elles, plutôt que leur résultat, qui doivent motiver la décision à intervenir.

Au surplus, il est facile de distinguer le larmoiement lent et régulier occasionné par des lésions anciennes et permanentes de l'*épiphora* passager, qni pourrait être excité, en vue de le simuler, par l'application de substances irritantes à la surface de l'œil.

Le larmoiement peut être accidentel, momentané, et résulter de causes diverses qui n'ont aucune gravité.

Destruction, oblitération des points lacrymaux.

168. La *destruction des points lacrymaux,* accident heureusement fort rare, absolument sans remède, est un cas d'*exemption* ou de *réforme.*

L'*oblitération des points et des conduits lacrymaux* ne doit pas être considérée, en principe, comme un motif d'*incapacité* au service. L'oblitération congénitale en serait seule une raison absolue ; mais elle est extrêmement rare. L'oblitération par phlogose ou par engouement est assez fréquente, mais le plus souvent curable.

Déviation des points et des conduits lacrymaux.

169. La *déviation des points et des conduits lacrymaux,* assez prononcée pour les empêcher de remplir leurs fonctions, et qui peut être la suite de l'engorgement chronique de la conjonctive environnante, d'une tumeur développée dans cette région, ou du renversement de la paupière inférieure produit par une perte de substance, est toujours une condition d'*exemption,* mais non de *réforme,* car elle est assez souvent susceptible d'une guérison radicale.

Tumeur et fistule lacrymales.

170. La *tumeur* et la *fistule lacrymales,* degrés différents d'une même maladie, sont toujours des cas d'*exemption,* mais ne constituent qu'accidentellement des cas de *réforme.* Elles peuvent être liées à l'inflammation du canal, à la diathèse scrofuleuse ou résulter de lésions traumatiques.

Pour reconnaître la tumeur, il suffit, si l'on ne s'en rapporte point à la coïncidence du larmoiement continuel avec distension du sac lacrymal, de presser celui-ci pour faire remonter le fluide qu'il contient et le voir ressortir par les points lacrymaux. Dans la fistule, l'écoulement des larmes par l'ulcération, située au niveau du sac, et la possibilité de sonder le canal par l'ouverture extérieure, ne laissent aucune place au doute.

La tumeur lacrymale peut résulter d'une inflammation aiguë du canal et guérir par un traitement simple ; elle ne devrait pas entraîner l'*exemption* si toutes les autres conditions du sujet étaient favorables : mais si elle est liée à la diathèse scrofuleuse ou à une lésion traumatique, l'*exemption* doit en être la conséquence.

La fistule lacrymale ne saurait être *simulée* ni *dissimulée* ; quant à la tumeur, on pourrait tenter un grossier moyen de simulation en insufflant de l'air sous la peau ; mais cet emphysème accidentel ne saurait en imposer au médecin.

Anchilops et ægilops.

171. Il ne faut pas confondre avec la tumeur lacrymale l'*anchilops*, petite tumeur située au niveau du sac et non dans le sac lui-même. L'anchilops inflammatoire se guérit facilement et ne saurait entraîner l'*exemption* du service ; s'il est enkysté, il persiste plus longtemps, mais ne constitue pas davantage une cause d'immunité.

L'*ægilops* est un petit ulcéré calleux qui succède à l'anchilops et auquel s'appliquent les mêmes considérations.

Affections de la caroncule lacrymale.

Encanthis.

172. La caroncule lacrymale est parfois le siége d'une excroissance molle, rouge ou livide qui, d'abord peu volumineuse, acquiert successivement un développement qui devient quelquefois considérable. L'interposition de cette tumeur, ou *encanthis*, entre la commissure des paupières, qu'elle maintient nécessairement écartées, entretient une ophthalmie chronique, et produit souvent le larmoiement en renversant en dehors les orifices des conduits lacrymaux. L'encanthis peut présenter le caractère cancéreux, ou fongueux, ou pierreux, et, dans ce cas, il nécessite toujours rigoureusement l'*exclusion* du service militaire ; bénin, il exige aussi l'*exemption*, car il n'est guère curable que par l'extirpation ; mais il ne justifie la *réforme* que lorsque son volume empêche d'en faire l'ablation, ou lorsque après celle-ci il est resté quelque infirmité grave, telle que le larmoiement continuel ou le renversement de la paupière.

La caroncule lacrymale peut manquer, quoique ce cas soit rare ; cette absence ne motiverait ni l'*exemption* ni la *réforme*.

Affections de l'angle lacrymal.

173. L'*angle lacrymal* est sujet à une forme particulière d'*ophthal-*

mie dite *angulaire,* qui n'entraîne pas ordinairement à sa suite de résultats graves. On y observe fréquemment aussi des *ptérygions,* soumis aux conséquences déjà indiquées pour ces sortes d'affections.

MALADIES DU NEZ ET DES FOSSES NASALES.

L'exploration à l'aide de la vue et du toucher direct suffit pour établir le diagnostic des maladies du nez ; il est souvent utile d'y ajouter l'odorat et de s'aider du stylet mousse ou d'une sonde pour les affections qui siégent dans les fosses nasales.

Sont considérées comme des motifs d'*exemption :*

Difformités.

174. Les *difformités* du nez portées au point de gêner manifestement la respiration et la parole, ou seulement l'une de ces fonctions ; ces difformités peuvent être congénitales ou résulter de fractures, de cicatrices consécutives à des plaies, à des brûlures, à la rhinoplastie ou à un état de congestion chronique ; tels sont :

La *perte* complète ou partielle du nez, son *atrophie,* son *hypertrophie,* sa *déviation,* son *aplatissement,* l'*écrasement à la racine,* portés à l'extrême.

Affections herpétiques.

175. Le nez est le siége principal, souvent même le point de départ de deux *affections herpétiques* qui, de là, s'étendent presque toujours sur les autres parties du visage et y produisent des altérations plus ou moins graves : ce sont le *lupus*, ou *dartre rongeante,* que nous avons déjà décrit, et la *couperose*, rare chez les jeunes gens, reconnaissable à une couleur rouge plus ou moins foncée, attaquant successivement les joues, les pommettes et le front, qu'elle tuméfie et déforme, ainsi que le nez ; elle est disgracieuse et repoussante ; sa guérison est toujours longue et incertaine. Ces deux affections comportent l'inaptitude au service militaire et sont des motifs légitimes d'*exemption* et de *réforme.*

Oblitération des narines.

176. L'*oblitération* des narines est très-rare et peut tenir à l'hypertrophie du cartilage ; à la suite de brûlures ces cavités sont parfois rétrécies au point de gêner la respiration. Ce sont des cas évidents d'*exemption.*

Perforation de la cloison.—Corps étrangers.

177. La *perforation* du cartilage de la cloison, qui s'observe quelquefois, est *compatible* avec le service militaire. Il en est de même de la présence de *corps étrangers* dans les narines, introduits accidentellement ou volontairement, à moins qu'ils n'aient produit de graves désordres.

Épistaxis.

178. L'*épistaxis habituelle*, affection qu'on peut aisément simuler, n'entraîne point l'*exemption*, à moins qu'elle ne soit liée à un état constitutionnel fâcheux.

Rhinite chronique.

179. La membrane pituitaire peut être le siége d'une *phlogose chronique* avec prolapsus, qui n'exigerait l'*exemption* qu'à la condition d'être extrèmement développée et de gêner la respiration. Cet état pourrait en imposer pour un polype.

Polypes.

180. Les *polypes*, qui ne se développent nulle part avec autant de fréquence que dans les fosses nasales, doivent faire *exempter* tout sujet qui en est atteint. Quelques-uns de ces polypes ont une grande tendance à se reproduire; les autres, ce qui est beaucoup plus rare, à dégénérer en cancer. Cependant, lorsqu'ils se manifestent après l'incorporation, on doit de bonne heure en tenter l'extirpation, et il n'y aurait lieu d'en faire l'objet d'une proposition de *réforme* qu'autant qu'ils repulluleraient et deviendraient incurables.

Les essais de *simulation*, au moyen de substances animales ou autres, n'auraient aucune chance de succès. La conformation normale du nez, le bon état de la membrane interne des fosses nasales, l'insensibilité des tumeurs, mettraient sur la voie de la ruse, qu'il serait facile de constater positivement par l'extraction du corps étranger ou son expulsion provoquée par l'éternuement qu'on aurait excité en titillant l'orifice des narines, après s'être bien assuré que ce corps n'est pas maintenu par un fil passant par l'arrière-bouche et fixé à l'une des dernières dents.

Ozène.

181. La difformité du nez et particulièrement son applatissement, ou la présence des polypes, en retenant dans les anfractuosités nasales les muscosités naturelles, font contracter à ces humeurs une odeur nauséabonde et repoussante qui se communique à l'air expulsé pendant l'expiration; de là le nom d'*ozène* donné à cette dégoûtante infirmité. Produite aussi par une ulcération, syphilitique ou non, de la membrane muqueuse des fosses nasales, du voile du palais ou du sinus maxillaire, elle est ordinairement, alors, accompagnée d'écoulement purulent. Elle est, enfin, souvent liée à des causes constitutionnelles. La résistance qu'elle oppose communément à tous les moyens de traitement, tant internes qu'externes, en fait un cas d'*exemption*, à cause de l'insupportable incommodité qui en résulterait pour les camarades du jeune soldat. Mais si elle survenait après l'incorporation, on devrait avoir soin d'en rechercher les causes et se comporter suivant les chances de curabilité.

15.

On simule cette odeur fétide comme celle qui provient de certains écoulements de l'oreille, mais avec aussi peu de succès, en introduisant dans les cavités nasales des éponges imprégnées de matières putrides ou de morceaux de fromage décomposé.

L'*exemption* pourrait être prononcée pour certaines maladies dont le résultat est de produire la *voix nasonnée*, telle que la division du voile du palais, sa paralysie permanente, la perforation de la voûte palatine ou la présence de tumeurs dans l'arrière-gorge.

MALADIES DES SINUS DE LA FACE.

Affections diverses.

182. Les maladies des *sinus frontaux* et des *sinus maxillaires* sont analogues à celles des fosses nasales; ces cavités peuvent être déformées, oblitérées, perforées, à la suite de plaies, de fistules, d'ulcères ou de fractures avec enfoncement; des corps étrangers y pénètrent quelquefois; très-rarement il s'y développe des polypes; ils peuvent être le siége de phlogose et de suppurations chroniques, d'exostoses, de carie, de nécrose avec ulcération fistuleuse.

Occlusion.

183. L'*occlusion* des sinus maxillaires détermine une sorte d'hydropisie de ces cavités.

La plupart de ces cas entraînent l'*exemption* ou la *réforme*; les exceptions ne peuvent être appréciées que par le médecin-expert.

MALADIES DES OS MAXILLAIRES.

Affections des maxillaires supérieurs.

Difformité.

184. Ces os peuvent être *atrophiés* ou *hypertrophiés* et constituer une difformité de la face.

Division congénitale.

185. La division congénitale de la voûte palatine, qui complique quelquefois le *bec-de-lièvre*, est un cas d'*exemption*.

Lésions accidentelles.

186. La mâchoire supérieure peut être le siége de lésions mécaniques graves, de *plaies* simples ou compliquées, de *perforations*, de *fractures;* la gravité des désordres doit être prise en considération pour le prononcé du jugement. Il en est de même de la présence de *corps étrangers*, des *ulcérations*, des *cicatrices* vicieuses et de certaines *difformités* consécutives à des opérations chirurgicales.

La *perforation de la voûte palatine* peut être dissimulée par l'application d'un obturateur. Cette partie doit être soigneusement explorée chez les remplaçants, à l'aide de la vue et du toucher. On y observe fréquemment l'*ostéosarcôme*.

Maxillaire inférieur.

Lésions congénitales.

187. De toutes les parties du squelette, le maxillaire inférieur est le siége le plus fréquent de maladies. Il peut être *atrophié*, et il en résulte non-seulement une difformité choquante, mais encore un défaut de rapport entre les arcades dentaires. Il en serait de même de sa *proéminence* totale ou partielle. Ces lésions congénitales nécessiteraient l'*exemption*. Cependant, la proéminence de la mâchoire inférieure peut être volontaire et momentanée ; mais il suffirait de faire parler le sujet pour dévoiler sa supercherie.

Lésions accidentelles.

188. Les *fractures non ou mal consolidées*, les *pertes de substance de cet os*, suites de coups de feu ou d'une résection, sont encore incompatibles avec le service militaire. On y observe souvent des ostéites, des exostoses, des caries, des nécroses, particulièrement la nécrose phosphorée, des kystes osseux, qui doivent presque toujours entraîner l'*exemption*.

Articulation temporo-maxillaire.

Lésions diverses.

189. L'*articulation temporo-maxillaire* peut être le siége de diverses maladies qui rendent *inapte* au service ; telles sont la *luxation mal réduite*, qui apporte une gêne considérable à la mastication, et la *luxation survenant avec une grande facilité* et même volontaire, état qui s'observe chez quelques sujets.

Constriction, ankylose.

190. La *constriction* ou le resserrement des mâchoires, qui peut être congénitale, accidentelle ou symptomatique, est un motif d'*incapacité* ; l'*ankylose*, d'ailleurs très-rare, en est le degré le plus élevé.

Pour s'assurer de la réalité de cet état, il faut plonger le doigt indicateur dans chacune des dépressions limitées par l'apophyse mastoïde et la branche montante du maxillaire inférieur, comprimer fortement les nerfs de la branche faciale à leur point d'émergence ; la douleur met fin aussitôt à la constriction quand elle est simulée.

MALADIES DE LA BOUCHE.

La *bouche*, appareil compliqué servant tout à la fois à la manducation, à la respiration et à la parole, est une des parties qui peuvent présenter le plus d'empêchements à la profession des armes. L'exploration de cette cavité n'exige l'application d'aucun instrument; trois sens y suffisent : la vue, le toucher et l'odorat.

Affections des lèvres.

Dartres, mentagre.

191. Les lèvres peuvent être le siége de plusieurs affections *dartreuses* qui réclament l'*exemption* chaque fois qu'elles ne paraîtront pas devoir évidemment et promptement céder à un traitement rationnel. Ce jugement sera surtout justifié par le dégoût particulier qu'inspirent ces affections dans la vie en commun du soldat. Ainsi, on devra se prononcer contre l'admission des individus atteints de *mentagre*, éruption pustuleuse propre aux lèvres et au menton, et dont la durée échappe le plus souvent à toute appréciation. Cette affection peut être *simulée*, mais il est si facile de s'en apercevoir par un examen tant soit peu attentif, qu'il ne paraît pas nécessaire d'indiquer ici les moyens employés dans ce but; il suffit que l'on en soit averti.

Hypertrophie.—Rétrécissement.—Bec-de-lièvre accidentel.

192. La lèvre *supérieure* peut être *hypertrophiée* au point que son épaississement constitue une difformité fort incommode et nuise à la netteté de la prononciation. A la suite de brûlures ou d'ulcérations, l'orifice antérieur de la bouche se trouve quelquefois *rétréci* par des cicatrices, adhérentes ou non, de manière à défigurer le sujet et à entraver les fonctions de cette cavité. Une lèvre, par suite de blessure ou de mutilation, peut présenter une solution de continuité ou *bec-de-lièvre accidentel*; l'une ou l'autre peut manquer, en tout ou en partie, seule ou avec une portion de la joue; d'autres fois elle est le siége d'une *fente congénitale* assez étendue pour embarrasser la parole et même la manducation, si la division anormale est assez grande pour laisser la dent à découvert jusqu'à la gencive.

Le *gonflement excessif* de la lèvre supérieure pourrait être provoqué au moyen d'une application irritante, de la piqûre de quelque insecte, d'une guêpe, par exemple : mais l'acuité de cette tuméfaction, sa tension, sa rénitence, sa rougeur et sa chaleur, la rendraient facile à distinguer du gonflement habituel, lequel, d'ailleurs, procède presque toujours d'un tempérament lymphatique ou d'une diathèse scrofuleuse.

Paralysie labiale.

193. Enfin, les muscles nombreux destinés à mouvoir les lèvres et les joues, et dans lesquels se répand la partie la plus considérable du nerf facial, peuvent être frappés de *paralysie*, soit isolément, soit en même temps que le muscle orbiculaire des paupières et que l'appareil destiné au mouvement des ailes du nez. Dans ce cas, les lèvres sont complétement immobiles et inhabiles à saisir ou à retenir les aliments ; ceux-ci, ainsi que la salive, s'échappent de la bouche par le côté paralysé ; la prononciation de certaines voyelles, de l'*o* et de l'*u*, par exemple, devient difficile, ainsi que celle des consonnes labiales. La joue, flasque et ne réagissant pas sur le bol alimentaire, refuse son concours à la mastication et à la déglutition. Cette paralysie est soumise aux mêmes appréciations que celle du muscle orbiculaire des paupières, dont il a été parlé précédemment.

Stomatite.

194. La *stomatite*, ou inflammation de la bouche, peut tenir à des causes très-diverses, dont les conséquences ne sont point les mêmes au point de vue de l'*exemption*. D'une manière générale, cette phlegmasie ne saurait être considérée comme un empêchement au service que si elle est liée à une cause constitutionnelle ; elle peut être diphthéritique, scrofuleuse, syphilitique, scorbutique, mercurielle, ulcéreuse (forme fréquente chez les soldats), gangréneuse. De ces diverses formes les unes sont facilement curables, les autres exigent un traitement trop long pour ne pas réclamer l'*exemption*. La gangrène de la bouche, notamment, détermine des effets qui doivent, presque toujours, *s'opposer* au service : ce sont des pertes de substance, suivies de cicatrices vicieuses ou adhérentes, des perforations, des fistules.

Fétidité de l'haleine.

La stomatite détermine souvent la fétidité de l'haleine ; cette infirmité, qui dépend fréquemment aussi du mauvais état des dents ou d'une lésion de l'estomac, peut rendre insupportable le voisinage de l'homme à ses camarades, lorsqu'elle est très-prononcée. — Elle justifierait, dans ces cas, l'*exemption* et quelquefois la *réforme*.

Lorsqu'elle résulte d'une habitude de malpropreté de la bouche, il n'y a point à s'y arrêter, parce qu'il est facile de la faire disparaître. Elle pourrait être *simulée* par l'ingestion de substances fétides, mais la nature de l'odeur mettrait facilement sur la voie de cette grossière supercherie.

Affections des gencives.

Décollement.

195. Le *décollement* des gencives, qui entraîne l'ébranlement des dents, constitue une *incompatibilité* avec le service militaire.

Lésions mécaniques.

196. Les *lésions mécaniques* des gencives, plaies, déchirures, sont ordinairement sans gravité ; il en est de même des *phlegmons* et des *abcès*.

Gengivite.

197. La *gengivite chronique,* l'ulcération, l'hémorrhagie des gencives, facile à *simuler* ou à *provoquer,* ne sauraient être des causes
d'*exemption* qu'autant qu'elles seraient liées à un état diathésique
grave, tel que l'anémie, le scorbut, etc. ; il en est de même de la
gangrène limitée.

Ulcères.

198. Les *ulcères* par consomption de la racine des dents ne motiveraient l'*exemption* que s'ils s'étendaient à l'une et à l'autre mâchoire.

Hypertrophie, atrophie, état fongueux.

199. L'*état fongueux* des gencives, leur *atrophie, hypertrophie
partielle,* entraînent ou non l'*exemption,* suivant leur étendue.

Épulies.

200. Les *épulies* assez développées sont *incompatibles* avec le service.

État scorbutique.

201. Il n'est pas impossible d'imiter par l'application de substances
excitantes, âcres et corrosives, l'aspect que présentent les gencives
dans l'*état scorbutique* ; mais la *simulation* ne peut leur donner cette
tendance à laisser échapper, au moindre attouchement, un sang
pâle et aqueux, à provoquer le dépôt du tartre, la saleté, le dé-
chaussement et l'ébranlement des dents qu'on remarque dans la
maladie réelle. L'usage des préparations mercurielles pourrait cependant produire quelques-uns de ces effets ; mais il déterminerait
en même temps une inflammation spéciale de toute la bouche, des
ulcérations au bord de la langue, et une salivation caractéristique par
son abondance et l'odeur particulière qu'elle exhale.

État et affections des dents.

Perte des dents.

202. Les dents, outre le rôle physiologique qu'elles remplissent
dans la mastication et la parole, ont encore chez les militaires, dans
l'état actuel de l'armement, un usage tout spécial, celui de servir à
déchirer la cartouche ; il y a impossibilité d'être soldat pour tout
individu chez lequel elles ne peuvent suffisamment concourir à l'une
de ces fonctions. Ainsi, en admettant un état d'intégrité parfaite des
autres dents et des gencives, l'appelé aurait droit à l'*exemption* dans
les conditions suivantes : 1° perte ou carie des quatre incisives de
la même mâchoire ; 2° perte ou carie des deux canines de chaque
mâchoire, c'est-à-dire des quatre canines ; 3° perte ou carie de
plusieurs dents canines ou incisives à l'une et à l'autre mâchoire
(5 au moins). Dans les cas où cette intégrité des autres dents n'exis-

terait pas, l'*exemption* devrait, à plus forte raison, être proposée. En effet, le soldat, exposé à tant de vicissitudes, doit être apte à mâcher, à broyer toute sorte d'aliments, et notamment le biscuit. S'il est privé de quelques dents molaires, il faut que les autres soient saines, ainsi que les gencives qui les supportent ; les conditions contraires l'exposent à des irritations fréquentes, à des gonflements, reproduits sous l'influence des causes les plus légères. Il n'y a donc nul doute, quand le mauvais état des dents est accompagné du ramollissement, de l'ulcération chronique, de l'engorgement bleuâtre et sanguinolent des gencives, et que la constitution est faible, détériorée ; mais si les dents, d'ailleurs saines, ne sont que malpropres et recouvertes de tartre, si surtout la constitution générale est bonne, le sujet est capable de servir. D'un autre côté, la perte d'un grand nombre de dents, hormis les canines, mais sans altération grave des gencives, permet encore, pour les hommes sous les drapeaux, de rendre des services dans certaines positions sédentaires, et ne motiverait pas la *réforme*.

Absence congénitale des dents.

203. L'*absence congénitale* d'un certain nombre de dents n'est point un cas d'*exemption* si toutes les dents existantes sont bien rangées.

L'absence des dents peut être la suite d'une manœuvre coupable, mais on ne saurait, médicalement parlant, en fournir aucune preuve certaine. Il y a probabilité en faveur du réclamant quand les dents qui lui restent sont en mauvais état, que les gencives sont ulcérées, fongueuses, etc., que la constitution générale est faible ; mais ce serait à tort que, de l'état contraire, on tirerait rigoureusement une conclusion opposée. L'affleurement des racines des dents au niveau du bord des alvéoles ne serait pas non plus, comme on l'a dit, une preuve de délit, car certaines caries ou des accidents peuvent avoir produit cet état, et l'on sait que plusieurs praticiens ont adopté, sous le nom de *découronnement*, un mode d'extraction qui a pour but et pour effet de laisser la racine en place.

On peut, d'un autre côté, chercher à *dissimuler* la perte des dents par la substitution de pièces artificielles. La prothèse dentaire a fait de tels progrès, depuis quelques années, qu'il faut souvent un examen attentif de la bouche, en général, et des dents, en particulier, pour découvrir la fraude. Dans aucune circonstance, cet examen ne saurait être négligé.

Anomalies des dents.

204. Les *anomalies* des dents sont à considérer, surtout à cause de l'influence qu'elles exercent sur la production des maladies des os maxillaires, affections sur lesquelles on n'a point à revenir.

Dents surnuméraires.

205. Les *dents surnuméraires* peuvent ne causer aucune gêne ;

mais elles peuvent aussi former une saillie incommode et difforme et réclamer l'*exemption*.

Déviation.

206. La *déviation* des dents ne saurait être considérée, sinon dans des cas tout exceptionnels, comme *incompatible* avec le service militaire.

Fistules.

207. Les *fistules dentaires* guérissant par l'avulsion de la dent malade, ne constituent que rarement des cas d'*inaptitude* au service militaire.

Affections de la langue.

208. La langue a une trop grande part dans l'exercice de la mastication, de la déglutition et de la parole, pour que ses fonctions ne soient pas extrêmement gênées quand elle a éprouvé dans sa substance une lésion quelque peu considérable; par conséquent, la plupart de ses affections, qui sont nombreuses, ne sauraient se concilier avec la profession des armes.

Prolapsus.—Division congénitale.—Hypertrophie.

209. Le *prolapsus* de la langue, affection congénitale rare, inséparable de la salivation, motive toujours l'*exemption*. Il en est de même de la *division congénitale* (langue bifide) et du développement excessif de cet organe consécutif à une inflammation, qui peut entraîner l'asphyxie.

Lésions mécaniques.

210. Diverses lésions mécaniques, telles que plaies par morsures, accidents ou convulsions, peuvent entraîner l'*exemption* ou la *réforme*, en raison de leur étendue ou de leur cause.

Corps étrangers.

211. La *présence de corps étrangers* dans la langue, dents, projectiles, est rare; d'ailleurs comme la nature, dans ces cas, suffit à l'élimination, l'*exemption* ne devrait être accordée que dans des circonstances tout à fait exceptionnelles.

Perte partielle.

212. La *perte partielle* de la langue, si elle est peu considérable, et surtout traumatique, n'entraîne souvent aucune gêne dans ses fonctions et ne saurait s'opposer au service militaire.

Rétraction.

213. La *rétraction* de cet organe, qui peut être spasmodique, progressive, primitive ou consécutive, ne constitue pas toujours un titre d'*exemption*; il faut encore, dans ces cas, consulter la cause et la gravité de la lésion.

Adhérences anormales.

214. La langue, dont la mobilité est une des conditions indispensables à ses fonctions, peut contracter à la suite d'inflammations intenses, ulcéreuses, ou de lésions plus profondes, des *adhérences anormales*, qui exigent évidemment l'*exemption;* mais comme celles-ci peuvent souvent être détruites par des moyens chirurgicaux, il n'en résulte, chez les militaires, une indication de *réforme* que lorsqu'elles sont au-dessus de la puissance de l'art, ou qu'elles se reproduisent avec une opiniâtreté insurmontable.

Bégaiement.

215. Le *bégaiement*, quelle qu'en puisse être la cause, rend impropre au service militaire, non-seulement parce que, portée au point d'empêcher de crier *Qui vive?* ou de transmettre intelligiblement une consigne, cette infirmité peut compromettre la sûreté d'un poste devant l'ennemi, mais aussi parce qu'elle empêche les hommes de parvenir aux grades, même les moins élevés, en les mettant hors d'état de répéter les commandements avec la promptitude, l'intonation, la dignité nécessaires, et qu'on ne peut obliger à servir un sujet auquel une disgrâce de la nature, quoique légère, interdirait l'espoir de l'avancement et des récompenses auxquels tous sont appelés à concourir.

Les opérations de ténotomie, si souvent faites il y a quelques années pour remédier au bégaiement, sont complétement abandonnées aujourd'hui.

Le plus fréquemment, après avoir scrupuleusement examiné les organes de la parole, le médecin n'y découvre aucune altération à laquelle il puisse attribuer l'infirmité dont il s'agit; aussi n'en est-il pas qu'on ait plus de tendance à *simuler*. Le rôle de l'officier de santé, dans ce cas, se réduit à rassembler des probabilités et à apprécier l'exagération qui pourrait être faite dans les cas légers. Quelle que soit cependant la force des présomptions suggérées par l'examen le plus scrupuleux, il est rare que celui-ci puisse dispenser de l'enquête publique, aussi souvent nécessaire que pour la *surdité* et que pour le *mutisme*, dont nous allons parler.

Mutisme.

216. Le *mutisme*, que l'on a déjà vu pouvoir être congénital et le résultat nécessaire de la surdité de naissance, est quelquefois aussi accidentel, symptomatique d'une affection cérébrale, ou l'effet d'une blessure, de l'atrophie, de l'hypertrophie ou de la paralysie de la langue. De ces causes de mutisme, la dernière seule peut être simulée; il est nécessaire de rechercher l'origine possible de cette paralysie, de s'enquérir si le réclamant a été précédemment atteint d'une maladie de l'encéphale, s'il a fait une chute, reçu un coup, une blessure sur la tête. Lorsque la paralysie est réelle, la langue est mince, émaciée; quand on l'examine, la bouche étant ouverte, elle est ramassée et comme pelotonnée ; la même cause qui empêche les mouvements propres à l'articulation des mots s'oppose à la libre sortie de la langue, ce qui a fait dire, avec autant d'énergie que de justesse, que tout muet qui tire la langue et la meut, s'il n'est pas né sourd, est un imposteur.

Affections du voile du palais.

217. Les affections du *voile du palais* sont importantes à signaler, parce qu'elles exercent une grande influence sur la respiration, la déglutition et la phonation.

Absence congénitale.—Division.—Pertes de substance

L'*absence congénitale* totale ou partielle du voile du palais est rare, mais nécessite l'*exemption*.

Ses *divisions*, congénitales ou acquises, les *pertes de substance* résultant de blessures ou d'ulcérations, les tumeurs qui y siégent, les adhérences consécutives à l'inflammation ou à des opérations, et qui peuvent oblitérer l'ouverture postérieure des fosses nasales, constituent des cas d'*exemption* ou de *réforme* lorsque ces lésions, compliquées de division congénitale et double de la lèvre supérieure, altèrent la voix et nuisent à la déglutition. Il en est surtout ainsi lorsque la voûte palatine participe à la lésion du voile musculo-membraneux qui lui fait suite en arrière.

Paralysie diphthéritique.

218. La *paralysie diphthéritique*, bien connue aujourd'hui, guérit presque toujours, même sans traitement ; elle ne saurait justifier l'*exemption* que dans des cas exceptionnels.

Affections de la luette.

Prolapsus avec hypertrophie ou dégénérescence.

219. La luette *allongée* par suite du relâchement de son tissu, d'un état œdémateux ou d'une hypertrophie réelle, détermine, en s'appliquant au voisinage de l'épiglotte, sur la base de la langue, un chatouillement très-incommode dans le gosier, des mouvements à chaque instants répétés de déglutition, et parfois même une petite toux habituelle ou des vomituritions répétées. Cet état n'a rien de grave, et l'opération à pratiquer pour y remédier est si légère, qu'il ne saurait motiver l'*exemption* qu'autant que la luette serait non-seulement hypertrophiée, mais le siége d'une dégénérescence squirreuse manifeste. A plus forte raison l'état dont il s'agit ne constitue-t-il pas un cas de *réforme*.

Affections des glandes salivaires.

Généralités.

220. La salive, fluide sécrété par une série de glandes, est destinée à concourir à la digestion en se mélant au bol alimentaire et lui faisant subir un premier degré d'élaboration. Chacune des séries de glandes destinées à cette fonction a un usage distinct et ne saurait être suppléée par les autres ; leur intégrité est donc également indispensable.

L'*appareil salivaire* est sujet à des altérations qui offrent une grande analogie avec celles de l'appareil lacrymal. Ainsi, les glandes parotides, sous-maxillaires et sublinguales peuvent être engorgées, dégénérées ; le liquide qu'elles sécrètent peut s'écouler involontairement hors de la bouche, ou être retenu dans les voies excrétoires et y occasionner une *tumeur*, ou enfin s'échapper par une *issue fistuleuse.*

Engorgements chroniques.—Dégénérescences.

221. Les *engorgements chroniques,* l'*hypertrophie* et les *dégénérescences* des glandes précitées, affections peu communes, mais opiniâtres et subordonnées à un tempérament lymphatique exagéré, se rapportent plus particulièrement aux infirmités du cou, à l'occasion desquelles il en sera fait mention. La même observation s'applique à l'hypertrophie des glandes sous-maxillaires et sublinguales, confondues avec l'adénite sous-maxillaire.

Écoulement involontaire de la salive.

222. L'*écoulement involontaire de la salive* est un effet secondaire; il dépend constamment d'une autre infirmité ou d'une maladie à laquelle on doit remonter, et qui seule doit être prise en considération, telle qu'une perte de substance de la lèvre supérieure, une paralysie, la syphilis, etc. Cette infirmité peut être provoquée.

Grenouillette.

223. La *tumeur salivaire* la plus commune est la *grenouillette* ou *ranule,* qui se développe sous la langue et gêne plus ou moins les mouvements de cet organe. Elle résulte souvent de la présence de calculs salivaires. C'est un cas d'*exemption* et souvent de *réforme*; quoique cette infirmité puisse être guérie par des moyens chirurgicaux, elle est néanmoins sujette à récidive.

Fistules salivaires.

224. Les *fistules salivaires,* moins facilement curables, résultent le plus souvent de plaies ; elles exigent toujours l'*exemption* et souvent la *réforme*.

Atrophie, hypertrophie des amygdales.

225. L'*absence* ou l'*atrophie* des amygdales, qui est toujours plus apparente que réelle, est compatible avec le service militaire.

La *tuméfaction chronique* ou l'*hypertrophie* des amygdales, suite d'inflammations souvent répétées, ne peut être un cas d'*exemption* qu'autant qu'elle est devenue très-considérable, et que ces organes gênent notablement la déglutition, l'audition, la phonation ou la respiration. Il est rare que la *réforme* doive être provoquée à son occasion, en raison de la facilité avec laquelle les amygdales hypertrophiées peuvent être rescisées et le malade radicalement guéri.

MALADIES DU COU.

La région du *cou* est l'une de celles où l'on peut observer le plus grand nombre d'affections ou d'infirmités rendant impropre au service militaire.

Difformités.

226. *L'atrophie* ou *étroitesse congénitale* du cou ou son *développement exagéré* par rapport à celui de la tête et du thorax ont été observés et pourraient motiver l'*exemption*.

Ulcères, cicatrices, engorgements scrofuleux.

227. Bien que la question des *scrofules* ait été déjà traitée d'une manière générale, il convient de la rappeler ici, parce que c'est au cou que la constitution scrofuleuse se traduit surtout en signes manifestes, par l'engorgement chronique des ganglions cervicaux et sous-maxillaires, par les abcès, les ulcères, les cicatrices qui en résultent, affections dont la présence motive l'*exemption*, lorsque leur caractère est bien démontré par leur aspect propre et l'état général du sujet. Tous les ganglions lymphatiques du cou peuvent être affectés d'engorgement scrofuleux, mais cet engorgement se montre plus souvent dans ceux qui sont situés aux régions sous-maxillaires.

Les ulcérations scrofuleuses du cou, les tumeurs de même nature, volumineuses ou multipliées, et les cicatrices résultant de leur suppuration, lorsqu'elles sont étendues et disposées à se détruire facilement, constituent autant de motifs d'*exemption*. Quant à la *réforme*, elle ne doit être provoquée que lorsque l'affection scrofuleuse s'est montrée rebelle aux agents thérapeutiques, ou qu'elle a laissé après elle des traces ou des altérations incompatibles avec la continuation du service.

Tumeurs ganglionnaires.

228. Les *tumeurs ganglionnaires*, si fréquentes dans l'armée, si diverses dans leurs formes, et spécialement connues sous le nom d'*adénite cervicale des soldats*, ayant acquis un certain degré de développement et de chronicité (sauf toutefois l'adénite cervicale postérieure, symptomatique de syphilis secondaire), sont des cas d'*exemption*, et, le plus souvent, aussi de *réforme*.

Tumeurs diverses.

229. Indépendamment des affections communes à toutes les ré-

gions de la surface du corps, *diverses tumeurs* peuvent faire saillie à la région du cou , telles que : en avant et en bas, l'engorgement des ganglions thoraciques ou sus-claviculaires , l'anévrisme de la crosse de l'aorte ; en avant et en haut, la grenouillette ; sur les côtés , les tumeurs parotidiennes très-développées ; enfin certaines tumeurs blanches des vertèbres cervicales. Ces divers cas, lorsqu'ils se présentent , ne peuvent laisser aucun doute à l'appréciation du médecin.

Goître.

230. Les tumeurs désignées sous le nom générique de *goître* constituent la presque totalité de celles qui se développent dans le corps thyroïde.

L'hypertrophie chronique de cette glande , partielle ou totale, parenchymateuse ou kystique , simple ou compliquée, motive l'*exemption*. Cependant , dans les pays où le goître est endémique, comme dans les vallées des Alpes, un goître commençant , encore peu développé, sans induration et non enkysté, peut être regardé comme susceptible de guérison , surtout par le changement de climat et d'habitude qu'amènera la vie militaire, et ne serait pas une cause suffisante d'*exemption*. Quant à la *réforme*, elle ne saurait être prononcée si l'engorgement glandulaire n'est qu'à l'état de *thyroïdite aiguë*, soit sporadique, soit épidémique, née sous l'influence de causes non encore suffisamment appréciées, et qu'on observe particulièrement dans quelques garnisons de France.

La *simulation* du goître par insufflation de l'air dans le tissu cellulaire n'aurait aucune chance de succès.

Cette infirmité, quand elle n'est pas trop prononcée, pourrait être *dissimulée* chez les engagés volontaires et les remplaçants , si l'on n'apportait une suffisante attention à l'exploration du corps thyroïde. Quel que soit le volume de la tumeur, le remplaçant qui en est atteint doit être nécessairement *refusé*.

Torticolis.

231. L'inclinaison de la tête sur l'une des épaules, avec déviation de la face du côté opposé, constitue le *torticolis*, qui est le résultat de causes variées : 1° il peut être congénital, ou survenu pendant la première enfance à la suite d'accidents nerveux; 2° des cicatrices bridées peuvent le déterminer ; 3° il est assez souvent la suite de contractions ou de paralysies accidentelles des muscles sterno-mastoïdiens, ou 4° de certaines affections spasmodiques du système musculaire, telles que les tics nerveux. Le torticolis peut avoir son siége dans les tissus cutané, fibreux , musculaire et tendineux, articulaire.

Première forme.

Lorsque l'inclinaison de la tête est congénitale, elle s'accompagne toujours d'une modification dans le squelette de la face, du

crâne et du cou. Quand l'affection date de l'enfance, cette modification, au lieu d'être contemporaine ou cause de l'inclinaison, est
consécutive et produite par elle graduellement, à mesure que le
sujet grandit. Cette forme de torticolis entraîne, d'une manière absolue, *l'incapacité de servir*.

Un des effets constants, et en même temps les plus frappants, de
cette difformité, c'est l'inégalité des deux moitiés de la face, par
suite, d'une part, de l'atrophie du côté correspondant à l'inclinaison, atrophie qui s'étend aussi bien au squelette qu'aux parties
molles, et, d'autre part, de l'abaissement comparatif des mêmes
parties, suivant une direction oblique de haut en bas et de dedans en
dehors. La portion cervicale du rachis s'incline latéralement sur la
première vertèbre dorsale en sens inverse de la déviation de la tête,
d'où il résulte que, du côté de celle-ci, l'espace sus-scapulaire acquiert
une longueur plus grande que celui du côté opposé. L'apophyse mastoïde correspondant à l'infirmité est quelquefois plus allongée que
celle de la région congénère ; une différence analogue se fait quelquefois aussi remarquer dans la saillie et la courbure des clavicules.
Enfin, les mouvements de la tête, quoique restreints et modifiés
dans leur direction, ne sont pas abolis.

Deuxième forme.

La présence des cicatrices explique suffisamment le mécanisme
du torticolis dû à cette cause, et ne laisse aucun doute sur les dé-
cisions à intervenir au sujet de l'*exemption* ou de la *réforme*.

Troisième forme.

La contracture ou la rétraction de l'un ou de plusieurs des muscles qui fléchissent la tête sur le tronc, et particulièrement du
sterno-mastoïdien, qu'elle soit le résultat d'une rigidité convulsive
ou de la paralysie et du défaut d'antagonisme des muscles congénères, détermine constamment une inclinaison anormale, à laquelle
on a aussi donné le nom de torticolis. La *contracture* qui est aiguë,
et facilement guérissable, ne met point dans l'*impossibilité* de
servir ; elle se reconnaît à la vive douleur qu'occasionne toute tentative de redressement, et surtout à l'absence des signes caractéri-
sant le *torticolis ancien*, ou par rétraction musculaire.

Quatrième forme.

Lorsque le torticolis est produit par une paralysie, c'est ordinairement le muscle sterno-cleïdo-mastoïdien qui est affecté ; mais
alors la tête est penchée du côté sain, et la face regarde vers le
côté malade ; tandis qu'on observe le contraire dans la contracture.
On amène facilement et sans causer de douleur la tête à sa situation
naturelle ; mais aussitôt qu'on cesse de la maintenir, elle reprend sa
direction vicieuse. Cette infirmité exige l'*exemption* ; elle n'entraîne
la *réforme* que lorsque la paralysie a résisté à un traitement
approprié.

D'après ce qui précède, il est évident que le torticolis congénital ou datant de l'enfance ne saurait être *simulé*, à raison des modifications caractéristiques de structure qui l'accompagnent à des degrés variés. Lorsque le torticolis est dû à la rétraction musculaire, le muscle rétracté vers lequel s'incline la tête forme sous la peau une sorte de corde tendue, saillante, résistante à la pression, qui s'oppose au redressement par une action égale et toute passive, que ni la distraction de l'attention, ni la force, à moins qu'elle ne soit excessive, ne font cesser. Dans le torticolis par paralysie, le muscle sain, qui entraîne la tête de son côté, ne présente ni roideur ni dureté extraordinaires ; mais le muscle opposé, dépourvu d'action, est mou, inerte, comme perdu dans les parties molles qui l'avoisinent ; et, quels que soient les mouvements de redressement ou de rotation que l'on imprime à la tête, il ne donne aucun signe de contraction. Ces particularités, bien comprises, permettront toujours de distinguer la maladie réelle, parce que les fraudeurs ne sauraient les imiter avec une perfection suffisante pour induire en erreur. Cette infirmité, quelle qu'en soit la cause, motive toujours l'*exemption*. Elle doit aussi provoquer la *réforme* lorsque, due à des cicatrices ou à des accidents traumatiques, elle est au-dessus de la puissance de l'art.

L'intégrité des *organes de la phonation* est si essentielle dans la vie militaire, que tout obstacle apporté au libre exercice de la parole doit constituer un cas d'*incapacité* pour le service.

Affections de l'épiglotte.

232. L'*épiglotte* peut être délacérée ou détruite par des ulcères ou des lésions traumatiques, et déterminer un état grave qui s'oppose à l'admission sous les drapeaux.

Affections du larynx et de la trachée.

Lésions diverses.

233. Le *larynx* et la *trachée* peuvent être le siége de lésions traumatiques variées, telles que plaies, ulcères, fistules suivies de cicatrices adhérentes, résultant, soit de blessures, soit de l'opération de la trachéotomie ; le cartilage thyroïde peut être fracturé ; enfin, des corps étrangers se fixent, quoique rarement, dans ces organes. Ces lésions constituent autant de cas d'*exemption*, mais elles ne justifieraient la *réforme* que par les accidents qui pourraient en être la conséquence.

Laryngite.

234. La *laryngite aiguë* n'entraînerait l'*incapacité* de servir que dans des cas graves, abandonnés à l'appréciation du médecin ; la forme pseudo-membraneuse offre des dangers assez sérieux pour justifier toujours l'*exemption*.

OEdème de la glotte.

235. *L'œdème de la glotte* est souvent lié à un état général qui motiverait la décision à prendre.

Affections chroniques.

236. Les *affections chroniques* du larynx, bien que parfois assez obscures dans leurs symptômes locaux, entraînent toujours, lorsqu'elles sont portées à un haut degré, une altération générale qui éclaire le jugement ; les rapports qui existent ordinairement entre les lésions chroniques du larynx et celles des poumons doivent déterminer à considérer comme *impropres* au service les sujets atteints des premières ; ce sont, notamment, les *ulcérations* du larynx et la *nécrose des cartilages*, qui s'accompagnent habituellement de phthisie laryngée ; les *rétrécissements du larynx*, qui résultent quelquefois de la laryngo-trachéotomie ; la présence de tumeurs, de polypes, etc.

Ces lésions amènent souvent une altération et même une abolition complète de la voix, une *aphonie*, qui suffirait pour établir *l'inaptitude* au service.

Aphonie.

237. L'*aphonie* permanente existe quelquefois sans qu'on puisse saisir aucune trace de lésion matérielle, quoique l'emploi du laryngoscope soit appelé à diminuer le nombre de ces cas obscurs. Elle constitue, même alors, un cas d'*exemption* ; mais lorsqu'elle survient après l'incorporation, il y a lieu d'en tenter la guérison. Pour s'assurer, en présence du conseil de révision, de la réalité de cette infirmité, on devra procéder par induction et suivant l'esprit des indications qui ont été précédemment données au sujet des cas analogues, d'amaurose et de surdité. L'aphonie est, en effet, quelquefois *simulée* par de jeunes soldats, et l'on en a vu qui avaient assez de persévérance, d'empire sur eux-mêmes pour résister, pendant fort longtemps, aux diverses épreuves auxquelles on les soumettait. Cette simulation se reconnaît généralement à l'absence des sons sibilants, des efforts de l'expiration, du gonflement des veines jugulaires, ainsi que de celles de la région antérieure du cou. Dans les cas douteux, après un examen attentif du cou, du pharynx et l'épreuve des sternutatoires, ou de la toux provoquée par l'inspiration d'acide sulfureux, de chlore, il ne reste plus qu'à tenter les impressions brusques et inattendues. Un cri poussé, une parole proférée dans ces circonstances, suffisent pour dévoiler l'imposture.

Affections du pharynx.

238. Les maladies du pharynx et de l'œsophage, en mettant obstacle à la déglutition peuvent porter une atteinte grave à la nutrition et déterminer, pour peu qu'elles aient de durée, un amaigrissement marqué, une débilité profonde, un abattement général.

Anomalies du pharynx.

Des *anomalies* du pharynx, assez rares d'ailleurs, peuvent se présenter devant un conseil de révision, mais elles ne motiveraient l'*exemption* qu'à la condition d'une déformation sensible ou de l'existence d'un *diverticulum*, comme on en trouve quelques cas dans la science.

Lésions traumatiques.

239. Les *lésions traumatiques* du pharynx, résultant de plaies transversales sus ou sous-hyoïdiennes, par tentative de suicide ou d'homicide, fussent-elles bien cicatrisées, nécessitent évidemment l'*exemption* ou la *réforme*.

Corps étrangers.

240. Les *corps étrangers* qui s'arrêteraient dans l'épaisseur des parois du pharynx, tels que des fragments d'os, des arêtes de poisson ou des petits projectiles de guerre, ne deviendraient des cas d'*exemption* ou de *réforme* que par la difficulté de l'extraction ou par les accidents dus à leur présence. Il est à propos, d'ailleurs, de rappeler que les corps étrangers avalés tendent à passer du pharynx dans l'œsophage, dans l'estomac et successivement dans le canal intestinal, ou à se perdre, ou à se faire jour à travers les organes.

Pharyngite.

241. L'*inflammation du pharynx* (pharyngite, angine pharyngée), ne devient un cas d'*exemption* que par la gravité de ses suites et de ses complications.

Angine diphthéritique.

242. L'*angine diphthéritique*, qui s'étend d'ailleurs au delà du pharynx, doit toujours entraîner l'*exemption*.

Angine gangréneuse.

243. L'*angine gangréneuse* est, à plus forte raison dans le même cas.

Abcès rétro-pharyngien.

244. Les *abcès* formés en arrière du pharynx ne dépendent pas ordinairement de son inflammation, si intense qu'elle soit, mais proviennent de lésions plus profondes, et surtout de la carie des premières vertèbres cervicales; ils constituent l'*abcès rétro-pharyngien*, symptomatique de l'arthropathie et nécessitent l'*exemption* et la *réforme*.

Ulcères.

245. Les *ulcères* du pharynx ou de l'isthme du gosier, le plus fréquemment syphilitiques, sont compatibles avec le service, à moins d'altération profonde et de destruction des organes voisins, tels que la voûte du palais et ses piliers.

Affections de l'œsophage.

Vices de conformation.—Corps étrangers.

246. L'œsophage peut être le siége de *vices de conformation* qu'il est inutile d'énumérer ici. Parmi les lésions mécaniques, il n'y a guère à citer que les *corps étrangers*, dont la présence peut justifier l'*exemption ;* pour motiver la *réforme* il faudrait que ces corps étrangers n'eussent point provoqué des accidents assez graves pour nécessiter l'opération de l'œsophagotomie, et qu'on eût reconnu l'impossibilité de les extraire ou de les refouler dans l'estomac.

Dysphagie.

247. La question de la *dysphagie* se présente ici, nou-seulement au point de vue des lésions traumatiques, mais encore eu égard à diverses affections, telles que : le *spasme* ou l'*œsophagisme* proprement dit (comme névrose essentielle ou symptomatique de l'œsophagite), un *rétrécissement*, une *dilatation partielle*, la *paralysie*, le *ramollissement* (analogue à celui de l'intestin), des *ulcérations*, des *dégénérescences*, etc. Ces affections se voient rarement devant les conseils de révision, mais elles sont assez fréquemment observées dans les hôpitaux et entraînent toujours la *réforme*.

La dysphagie, quelle qu'en soit la cause, s'accompagne toujours d'un mauvais état général ; il ne faut donc pas négliger d'examiner l'ensemble de la constitution, si quelques soupçons s'élevaient sur la réalité de l'affection.

Paralysie.

248. La *paralysie* du pharynx et de l'œsophage est une affection très-rare qui se rattache à d'autres symptômes concomitants, et qui entraîne, comme conséquences nécessaires, pour peu qu'elle ait de durée, un amaigrissement marqué, une débilité profonde, un abattement général, résultats dont l'absence rendrait vaines toutes tentatives de *simulation*, telles que des contorsions en avalant, des efforts de vomissement, de toux, d'éternuement, au moyen desquels on chercherait à empêcher l'entrée des aliments ou des boissons dans le pharynx, enfin, les prétendus tics à l'aide desquels on ferait revenir par les narines les substances liquides ou solides soumises à la déglutition. Il est inutile d'ajouter que cette affection est toujours un motif *d'exemption*, et de *réforme*, si elle ne peut être guérie.

Coarctation.

249. La difficulté d'avaler peut dépendre d'une *coarctation* de l'œsophage, sans qu'aucun signe extérieur révèle l'existence de cette altération; mais on peut la reconnaître en portant dans l'œsophage une sonde en gomme élastique. Il suffit pour cette exploration d'une sonde urétrale nº 12, garnie d'un mandrin courbé comme pour l'urètre : l'algalie est conduite sur deux doigts qui abaissent la langue, la courbure dirigée en bas dans le pharynx jusqu'à ce que le bec ait disparu; alors, d'une main on arrête le mandrin, tandis que de l'autre on fait glisser sur lui la sonde qui continue à descendre dans l'œsophage et pénètre aussi profondément que le comportent sa longueur et le calibre du canal. A l'obstacle qu'elle rencontre, à la sensation de frottement qu'elle transmet, il est facile de préciser l'existence, la situation et le degré de resserrement de la coarctation, qui rend l'*exemption* indispensable. La *réforme* doit être également proposée, alors même que par l'emploi prolongé des dilatants, la guérison paraît avoir été obtenue; d'abord parce que cette guérison n'est presque jamais qu'incomplète, et ensuite parce que la maladie a une extrême tendance à récidiver en s'aggravant, surtout sous l'influence du régime alimentaire du soldat, quelque bon qu'il soit d'ailleurs. La *simulation* serait reconnue par l'emploi du cathétérisme.

Affections des vertèbres cervicales.

Torticolis articulaire.—Entorse cervicale.

250. Les affections des *vertèbres cervicales* nécessitent une exploration attentive, soit par la pression des doigts à la région postérieure du cou, soit par l'examen de l'arrière-gorge et spécialement du pharynx. On peut reconnaître aussi par le toucher certaines *difformités* ou déviations congénitales du squelette de cette région (*torticolis articulaire*) ou parmi les lésions anatomiques, *l'entorse cervicale*, récente ou ancienne, variable suivant le degré de la douleur, de la déviation et de l'immobilité des vertèbres dont les ligaments auraient été atteints de distension ou de rupture partielle. L'attitude particulière et soutenue de la tête, bien connue des médecins, est un signe pathognomonique de cette affection à une période un peu avancée. Ce sont toujours des cas *d'exemption*. La *simulation* de l'entorse cervicale serait généralement trop facile à dévoiler pour qu'il soit nécessaire de s'y arrêter ici; les moyens employés pour reconnaître la réalité de son existence, exigent de la part du médecin, de la prudence et de la réserve.

Fracture.

251. Une *fracture* ou une *luxation incomplète* des vertèbres cervicales, produisant des effets plus prononcés que ceux de l'entorse, et pouvant faire craindre les conséquences de la compression de la moëlle, ne laisseraient aucun doute sur la décision à prendre.

Arthrite cervicale.

252. L'*arthrite cervicale*, soit traumatique, soit rhumatismale, et quelquefois scrofuleuse, ne motiverait l'*exemption* qu'à l'état chronique.

Arthropathie cervicale.

253. Il est, d'ailleurs, une affection grave, résultant quelquefois de l'une des précédentes, qu'il importe aujourd'hui de ne plus méconnaître ; c'est l'*arthropathie cervicale* ou la *tumeur blanche*, la *carie occipito-vertébrale*, qui peut se compliquer tout-à-coup de luxation dite *spontanée* ou *symptomatique*, et déterminer une mort immédiate. De là l'indication d'examiner avec les plus grandes précautions le sujet qui serait atteint d'une semblable affection. La *simulation* en serait à peu près impossible aux yeux de tout praticien exercé.

MALADIES DE LA POITRINE ET DU DOS.

Généralités.

254. La poitrine renferme les principaux organes de la respiration et de la circulation, dont le jeu continuel et régulier est essentiellement nécessaire à l'entretien de la vie ou de la santé ; elle sert de point fixe dans l'exécution d'un grand nombre de mouvements, et particulièrement dans les efforts. Enfin, sous le point de vue exclusivement militaire, elle supporte immédiatement les parties les plus pesantes et les plus dures de l'équipement : le havre-sac, la cuirasse. Sous ces différents rapports, l'état de la poitrine doit être pris en très-grande considération dans la visite des hommes destinés à l'état militaire.

L'exploration extérieure de la poitrine permet d'apprécier l'ensemble de sa conformation et les différentes lésions qui peuvent siéger à l'extérieur : stigmates, plaies, ulcères, cicatrices, tumeurs, etc. La mensuration de la poitrine à l'aide d'un ruban métré peut donner de précieuses indications sur les dimensions de cette cavité, par rapport à l'ensemble du corps et par rapport au volume des organes qu'elle renferme.

L'exploration intérieure apprécie, à l'aide de l'auscultation et de la percussion, les principales affections des voies respiratoires et de l'organe central de la circulation. Les maladies de la poitrine ont une déplorable fréquence dans l'armée, et exigent du médecin l'attention la plus minutieuse dans le choix des sujets à admettre sous les drapeaux

La configuration du thorax peut présenter certaines dispositions qui traduisent l'état des organes contenus dans ses parois mobiles, et qui, pour ce motif, pèsent d'un grand poids dans l'examen dont il s'agit. Chez un homme bien constitué, le thorax est ample, largement saillant ; les côtes sont longuement et régulièrement arquées, les omoplates effacées par leur application exacte sur le dos et sous les muscles qui les meuvent et remplissent leurs cavités. On trouve dans les affections de cette partie du tronc de nombreux motifs d'*exemption.*

Affections du thorax.

Difformités.

255. Les *difformités* congénitales de la poitrine dépendent surtout de ses parois osseuses, et d'abord de la colonne vertébrale, dont les déviations et les gibbosités déterminent ordinairement des déformations relatives des côtes et du sternum. Le *rachitisme* est, d'ailleurs, une affection complexe, et non limitée à la colonne vertébrale, malgré ses déviations les plus prononcées. Ces difformités sont encore :

La *proéminence* du thorax, en forme de carène, les cartilages des côtes étant droits au lieu de prolonger la courbure cintrée des os ;

Les *enfoncements*, parfois considérables, de la partie inférieure du sternum et de l'appendice xyphoïde, avec renversement de cet appendice, soit en dedans, soit en dehors ;

L'*étroitesse extrême* des parois sterno-costales, que l'on constate surtout par la mensuration.

Tout homme dont la poitrine ne présente pas un périmètre au moins égal à 784 millimètres doit être déclaré *impropre* au service.

Rarement ces poitrines sont assez fortes et assez larges pour que les viscères qu'elles renferment ne soient pas gênés dans leurs fonctions, pour que les poumons surtout s'y meuvent avec une entière liberté.

On peut encore noter comme causes d'*exemption*, et souvent de *réforme :* les voussures par différentes causes ; la déviation partielle des côtes et du sternum ; la mobilité exagérée des fausses côtes ; le défaut d'ossification de quelques parties du sternum, difformité rare, ainsi que la bifidité complète de cet os ; les fissures, qu'on y trouve plus fréquemment.

Contusions.

256. Les *contusions* violentes de la poitrine, appréciables même par de larges ecchymoses, ne suffiraient pas pour motiver l'*exemption* ou la *réforme* si elles ne se compliquaient, ce qu'on observe souvent, de fractures des côtes ou de lésions des organes thoraciques et de déchirures partielles des poumons.

Compression.

257. La *compression brusque* de la poitrine, capable de produire des accidents de même nature, aurait les mêmes conséquences. La compression lente et habituelle, par des vêtements trop étroits ou par des corsages analogues à ceux que portent les femmes, détermine quelquefois chez les jeunes gens des phénomènes morbides semblables à ceux que l'on a signalés chez les jeunes filles dont la taille est trop serrée.

Plaies.

258. Les *plaies* de poitrine peuvent entraîner à leur suite des accidents divers qui justifient le plus souvent, mais non toujours, l'*exemption* ou la *réforme*.

Corps étrangers, etc.

259. *Corps étrangers* de diverse nature, projectiles et esquilles enclavés dans les parois, éliminés ou extraits, ou bien perdus dans la cavité thoracique ; la gravité de ces cas ne peut être appréciée d'une manière générale ; la décision à intervenir doit être motivée par l'examen de chaque cas individuel.

Lésions des poumons, etc.

260. Les *contusions, déchirures, plaies, hernies* du poumon, constituent, en général, des lésions graves. La dernière peut être produite par d'autres causes que par une plaie pénétrante, être congénitale ou succéder à un effort de toux. La hernie du poumon à travers la cicatrice d'une plaie se reconnaît à une tumeur molle, circonscrite, qui s'élève ou s'abaisse avec les mouvements respiratoires ; elle est facilement réductible, et laisse percevoir, à travers la cicatrice, le vide dans lequel s'introduit le parenchyme pulmonaire. L'auscultation permet d'apprécier la présence de l'air dans les cellules de la tumeur.

Emphysème traumatique, etc.

261. L'*emphysème traumatique* du poumon, la *pneumonie* et la *pleurésie traumatique ;* les *épanchements traumatiques* sanguins, séreux, purulents, dans la plèvre ou dans la péricarde ; la *thoracenthèse* et ses suites ; ces diverses affections chirurgicales constituent des cas d'*exemption*, mais non toujours de *réforme*.

Affections des côtes et du sternum.

Lésions mécaniques.

262. L'organisation de la cage solide de la poitrine, composée d'os et de cartilages, donne à cette partie du tronc une élasticité qui lui permet de résister à des violences considérables ; cependant on peut y observer toutes les lésions propres aux tissus congénères ; ainsi, l'*enfoncement* des côtes, la *fracture* de ces os ou de leurs cartilages non consolidée ou consolidée vicieusement. Cette fracture exige toujours l'*exemption ;* mais sa guérison est si facile lorsqu'elle est exempte de complications, que celles-ci pourraient seules justifier la *réforme*.

La *fracture du sternum*, la *luxation sterno-costale* sont rares, mais on peut leur appliquer les considérations précédentes. Le défaut d'ossification de cet os ou une grande mobilité des parties qui le constituent *s'opposerait à l'admission* au service militaire ; il en serait de même de l'absence de la partie cartilagineuse d'une ou de plusieurs côtes.

Ostéite sterno-costale.

263. L'*ostéite* et l'*exostose*, la *carie* et la *nécrose*, l'*ostéo-sarcôme* des côtes et du sternum sont fréquents dans l'armée ; ils entraînent les conséquences que nous avons déjà indiquées pour ces sortes d'affections. Quelles que soient les suites d'une *résection* appliquée à l'un de ces os, elles nécessitent toujours l'*exemption* et fréquemment la *réforme*.

Affections de la clavicule et de la région claviculaire.

Anévrysme de l'artère sous-clavière.

264. La *région claviculaire* peut être le siége de tumeurs, dont une seule offre un caractère spécial à cette région ; c'est l'*anévrysme de l'artère sous-clavière*, qui entraîne les conséquences déjà indiquées pour ce genre d'affections.

Difformités de la clavicule.

265. La clavicule elle-même peut avoir subi un arrêt dans son développement, avoir été soumise à des courbures difformes ou irrégulières, soit par des causes organiques, soit par suite de fractures non ou mal consolidées ; elle présente parfois, dans ce dernier cas, un cal volumineux qui serait, avec les lésions précédentes, un motif de *non-admission* au service, mais n'exigerait pas nécessairement la *réforme*. Les *luxations* non réduites entraînent l'*incapacité* absolue de servir.

Affections du sein chez l'homme.

Hypertrophie.

266. Les maladies propres à la glande mammaire sont assez fréquentes pour attirer l'attention du médecin. On observe quelquefois l'*hypertrophie* de cette glande, coïncidant ou non avec l'atrophie des testicules. Ce développement anormal constitue un cas d'*exemption*, s'il est assez prononcé, et quelquefois même de *réforme*.

Mammite et phlegmons.

267. La *mammite* ou inflammation de la glande mammaire n'est pas rare chez les jeunes soldats ; elle peut entraîner l'hypertrophie ou l'induration, et exiger la *réforme*.

Phlegmons.

Des *phlegmons* développés dans l'épaisseur de la glande peuvent avoir assez d'étendue pour justifier la *réforme*, mais rarement l'*exemption*. Ces phlegmons sont quelquefois un résultat du *tatouage*, habitude fâcheuse si répandue dans l'armée.

Affections des organes intrathoraciques.

268. Le grand nombre de jeunes soldats qui succombent, dans les hôpitaux militaires, à des affections pulmonaires, et particulièrement à la phthisie, pour avoir été trop facilement reçus par les conseils de révision, doit donner un grand crédit à l'avis des officiers de santé, témoins si souvent impuissants de ces pertes affligeantes.

Déformation du thorax par cause interne.

On doit considérer comme cas d'*exemption* ou de *réforme* les *conformations vicieuses* du thorax, résultant de maladies internes, qui mettent obstacle au jeu régulier de la respiration ou de la circulation, ou sont susceptibles de gêner le maniement des armes. Ainsi, l'*emphysème* pulmonaire ancien donne à la poitrine une forme arrondie et globuleuse; mais, dans les premiers temps de son existence, cette maladie ne détermine que des voussures partielles dans les régions sous-claviculaires et sterno-mammaires. Les *épanchements pleurétiques* s'expriment souvent par des voussures analogues dans les parties postérieures de la poitrine. La résorption de ces épanchements est, par contre, fréquemment suivie du rétrécissement de l'un des côtés de la poitrine.

Bronchite et pneumonie chroniques.

269. La *bronchite* et la *pneumonie chroniques*, avec dépérissement de la constitution, motivent toujours l'*exemption* ou la *réforme*.

Emphysème pulmonaire.

270. L'*emphysème pulmonaire* entraîne nécessairement l'*exemption*; c'est une affection assez fréquente dans l'armée, qui n'exigerait la *réforme* que si elle était assez étendue pour provoquer des accès de suffocation.

Phthisie pulmonaire.

271. La menace de *tuberculisation pulmonaire*, et, à plus forte raison, la maladie confirmée, à quelque degré que ce soit, constituent des motifs formels d'*incapacité* pour le service. Cette funeste disposition se reconnaît, le plus souvent, à des traits qui n'échappent point à la sagacité du médecin. La poitrine est étroite, peu charnue, surtout à son pourtour supérieur; les omoplates sont saillantes, ailées; le cou est allongé, le visage pâle ou coloré d'un rose vif aux pommettes, la voix voilée, la parole courte, interrompue fréquemment par le besoin de respirer; la peau présente une finesse, une blancheur ou une teinte paille et une sécheresse anormales; les membres, plus ou moins longs, sont grêles, flanqués de muscles maigres et mous.

Toutefois, on ne négligera jamais d'ajouter à la force du jugement fondé sur ces premières impressions les données que peuvent fournir la percussion, l'auscultation et la mensuration; on ne saurait, en effet, accumuler trop de preuves pour éclairer une décision dont les conséquences peuvent être si graves; la matité insolite d'une partie du thorax, l'absence ou les modifications du bruit respiratoire, le développement considérable ou l'affaissement d'un côté de la cavité, ne laisseront aucun doute sur l'état des poumons ou des plèvres, ni sur la nécessité de l'*exemption* ou de la *réforme*.

On ne doit pas toutefois s'attendre à trouver tous ces signes réunis chez le même sujet; la présence d'un certain nombre d'entre eux doit suffire pour motiver l'*exemption*, quand ils font reconnaître non-seulement la maladie confirmée, mais encore une simple imminence de tuberculisation pulmonaire.

Les doigts et l'application de l'oreille suffisent pour la percussion et l'auscultation, qui sont familières aux médecins. La mensuration exige l'emploi d'un ruban métré dont l'officier de santé expert doit toujours être muni; mais, pour tirer de ce moyen de diagnostic les conséquences qui doivent en découler, il est indispensable que le médecin se rappelle les diverses dimensions que doit présenter une poitrine bien conformée.

Un signe important qn'il ne faut pas négliger, parce qu'il peut toujours être perçu au milieu des difficultés qui entourent la percussion et l'auscultation en présence des conseils de révision, c'est la comparaison du nombre des mouvements respiratoires à celui des battements du pouls. On peut considérer comme type de l'état normal chez l'adulte 20 respirations et 72 pulsations par minute. Le médecin se rappellera ainsi que la durée de l'inspiration est à celle de l'expiration comme 3 : 1.

A une période plus avancée, l'incertitude n'est plus possible, tant les phénomènes morbides sont accentués.

Quelques jeunes gens, sous prétexte de faiblesse de poitrine, s'avancent le dos voûté, les épaules rapprochées en avant, le sternum en apparence enfoncé; ils affectent une toux fréquente, sèche, parfois même ne répondent qu'en haletant aux questions qu'on leur adresse. Mais il suffit de redresser le prétendu malade et de porter ses épaules en arrière pour constater le développement convenable du thorax, en même temps que la coloration et l'élasticité des téguments, le volume et la fermeté des muscles viendront démentir ses allégations.

Hémoptysie.

272. L'*hémoptysie*, en tant que symptôme de la tuberculisation pulmonaire, constitue toujours un cas d'*exemption*; elle exige la *réforme* lorsqu'elle se renouvelle fréquemment, qu'elle s'accompagne de toux persistante et d'un amaigrissement marqué avec ou sans les caractères physiques de la tuberculisation pulmonaire. Un militaire frappé d'une première attaque d'hémoptysie doit être observé avec le plus grand soin; car plus d'une fois on a vu cette hémorrhagie être suivie du développement rapide de la phthisie, non-seulement chez des individus faibles, délicats, disposés aux scrofules ou dont la poitrine était mal conformée, mais aussi, et l'on ne saurait trop insister sur ce point, chez des sujets très-bien constitués en apparence, ayant une peau brune, des cheveux noirs, un système musculaire développé.

Dans des cas très-rares, l'hémoptysie est un symptôme d'affection du cœur, et particulièrement de l'*hypertrophie;* l'exploration attentive et comparée du centre circulatoire et des poumons permettra d'établir ce point de diagnostic. Dans tous les cas, à titre de conséquence d'une lésion du cœur, l'hémoptysie n'est pas moins grave et ne doit pas entraîner d'autres conséquences qu'à titre de symptôme de la phthisie pulmonaire.

Pour la *simuler*, certains sujets se piquent le doigt, l'avant-bras ou toute autre partie du corps accessible aux lèvres, et, par la succion, ils emplissent leur bouche de sang qu'ils rejettent ensuite après avoir feint un accès ou un effort de toux : d'autres se piquent l'arrière-bouche ou les gencives ; enfin, il en est qui se placent sous la langue, ou entre les joues et les arcades dentaires, du bol d'Arménie qui rougit leur salive, ou une éponge imbibée de sang, qu'ils expriment et rendent en quantité variable. La fraude se découvre aisément en passant les doigts dans la bouche et la faisant rincer avec de l'eau vinaigrée. D'ailleurs, le sang de l'hémoptysie est reconnaissable à son aspect rutilant, écumeux ; à la fin de l'accès, il se mêle aux mucosités bronchiques, qu'il teint de couleurs de moins en moins vives, et enfin l'attaque réelle laisse toujours après elle une pâleur, un abattement que la simulation ne peut imiter, non plus que l'expression d'inquiétude qui se peint involontairement sur les traits du malade.

Épanchements pleurétiques.

273. Les *épanchements pleurétiques* sont toujours des cas d'*exemption;* ils n'exigent la *réforme* que lorsqu'ils ont résisté à un traitement rationnel ou qu'ils ont altéré la constitution. — La dépression d'un des côtés de la poitrine par la résorption d'un épanchement ou le retrait du tissu pulmonaire, par suite d'adhérences, constitue une *incapacité* absolue de servir.

Lésions organiques du cœur.

274. Comme les lésions organiques des poumons, celles du *cœur* et des *gros vaisseaux* sont d'un diagnostic très-difficile à leur début, c'est-à-dire au degré que d'ordinaire elles ont à peine atteint chez les jeunes gens convoqués devant les conseils de révision. Cependant, les obstacles qu'elles apportent à l'exercice du service militaire, en se développant rapidement sous l'influence des efforts qu'il occasionne, les dangers qu'elles font alors courir aux sujets qui en sont frappés, imposent le devoir de chercher scrupuleusement à éloigner ceux-ci des rangs de l'armée. Aucun moyen d'exploration ne doit être négligé : on aura recours à l'examen direct et à la palpation, qui

font reconnaître la fréquence, la force, l'étendue, le rhythme des battements du cœur et la voussure du thorax ; à l'auscultation, qui indique la nature, l'intensité des bruits anormaux ; à la mensuration, à la percussion, qui signalent l'augmentation du volume et en constatent les limites. En même temps, on cherchera à discerner, par une analyse et un examen attentifs, les troubles que ces lésions peuvent exciter dans le jeu des autres organes ; la gêne de la respiration, le ralentissement, l'accélération, la perturbation de la circulation se révéleront par la dyspnée, qui est souvent le premier indice des maladies du cœur, par la faiblesse ou la force, l'irrégularité ou l'intermittence du pouls, par l'injection rouge ou violacée des capillaires sanguins, surtout du visage, par la distension, les pulsations des veines jugulaires, etc.

Hormis les signes propres à faire reconnaître la *dilatation du cœur et de son enveloppe* distendue par une hydropisie, c'est-à-dire hormis l'extension de la matité précordiale, qui, dans l'état normal, ne dépasse pas ordinairement 6 centimètres en hauteur et en largeur, les autres phénomènes, pris isolément, sont loin de fournir des renseignements précis, irréfragables. Cette proposition s'applique aux *palpitations*, aux *bruits anormaux* lorsqu'ils sont fugitifs et peu prononcés, aux variations du pouls, à la coloration du visage et aux autres phénomènes indiqués des lésions du cœur. Dans ces circonstances difficiles, c'est par le rapprochement, la concordance de plusieurs symptômes généraux et locaux, que le médecin peut arriver à émettre une opinion positive. Il fixera surtout son attention sur les bruits, sur le rapport de la force du pouls avec celle des impulsions ventriculaires, sur la violence de celles-ci, enfin sur l'étendue de la région occupée par l'organe. S'il reste de l'incertitude dans son esprit, il achèvera souvent de s'éclairer en interrogeant le réclamant sur les remarques qu'il a pu faire lui-même sur son état à l'occasion du sommeil, des mouvements, des émotions, enfin des divers accidents de la vie.

Déplacements du cœur, transposition, etc.

275. Le cœur peut être *déplacé* ou même totalement *transposé*. Ce dernier état, qui est nécessairement congénital, est rare, mais il n'entraîne aucun désordre dans les fonctions, et la circulation se fait avec la même facilité, que le cœur soit à droite ou à gauche.— Il n'en est pas ainsi du déplacement de cet organe par un poumon hépatisé ou emphysémateux, par un épanchement pleurétique ou par le développement d'une tumeur morbide. Le simple énoncé de ces conditions graves indique le jugement qu'aurait à porter le médecin.

Endocardite. — Péricardite.

276. L'*inflammation aigue* du cœur, de l'*endocarde* ou du *péricarde*, motive toujours l'*exemption* et souvent la *réforme* par les alté-

rations qu'elle laisse à sa suite. L'*hydropisie du péricarde* constitue toujours un cas d'*exemption* et de *réforme*.

Hypertrophie du cœur.

277. L'*hypertrophie du cœur* s'oppose formellement à l'*admission* au service ; elle entraîne la *réforme*, lorsqu'elle a résisté aux moyens ordinaires de traitement.

Lors de la visite, le sujet est souvent agité d'une vive émotion, qui, en augmentant les mouvements du cœur, peut induire en erreur et faire croire à l'existence d'une hypertrophie. Il n'est donc pas hors de propos de rappeler quelques détails de physiologie et de pathologie applicables au diagnostic de cette maladie. Dans l'état normal, les muscles intercostaux situés entre les 5e et 6e côtes sont soulevés par la pointe du cœur, au moment de la systole, dans l'étendue de 1 à 2 centimètres ; dans l'hypertrophie, ces mouvements sont beaucoup plus considérables et peuvent comprendre les 3e, 4e, 7e et 8e côtes. La matité précordiale, qui, dans l'état normal, occupe un carré de 6 centimètres de côté, peut s'étendre à 12 et 14.

Adhérences du péricarde.

278. Le *bruit de frottement* péricardique indiquant des *adhérences* de cette membrane doit toujours entraîner l'*exemption*, lorsque l'auscultation le fait percevoir ; il exigerait aussi la *réforme*, s'il s'accompagnait de troubles dans les battements du cœur, avec irrégularité ou intermittence du pouls.

Rétrécissement ou insuffisance des valvules.

279. Les *bruits valvulaires* annoncent ordinairement des affections graves ; les bruits rudes sont liés aux *rétrécissements* ; les bruits doux à l'*insuffisance* des valvules.

Lésions des orifices cardiaques.—Dilatation du cœur avec amincissement.

280. Le *frémissement cataire* révèle une *lésion siégeant aux orifices cardiaques*. L'augmentation de la matité précordiale, jointe à l'affaiblissement des contractions du cœur et qui ne s'accompagne pas d'une forte impulsion de l'organe ni de la saillie des muscles intercostaux, indique une *dilatation du cœur avec amincissement de ses parois*.

Ces différents états, ainsi que le suivant, entraînent nécessairement l'*exemption* ou la *réforme*.

Cyanose.

281. La *cyanose*, qui est souvent un indice de la persistance du *trou de Botal*, est, lorsqu'elle tient à cette cause organique, tout à fait au-dessus des ressources de l'art.

La cyanose de la face peut être *provoquée* par l'application d'une ligature à la base du cou et dissimulée dans les plis de la peau. Mais

il y a ici injection et non cyanose proprement dite. Cette grossière
supercherie serait trop facile à déjouer pour qu'on doive s'y arrêter davantage.

Lésions de l'aorte thoracique.

282. Le diagnostic des *lésions* de l'aorte thoracique offre, dans
la plupart des cas, une grande obscurité ; cependant, on doit soupçonner l'*anévrysme* au sifflement de la voix, à l'obscurité du son
dans la partie moyenne et supérieure du sternum, à la petitesse, à
l'irrégularité du pouls, à son inégalité d'un bras à l'autre, indices
de l'existence d'une tumeur qui comprime les branches ou les troncs
artériels. On peut le reconnaître encore à un frémissement sensible
à la main, et surtout aux battements simples, accompagnés de bruit
de souffle, entendus dans le trajet de l'artère. Lorsque l'anévrysme
occupe l'aorte sous-sternale, les battements se font entendre sous le
sternum et sous les cartilages des côtes avec d'autant plus d'évidence que la tumeur est plus volumineuse ; ils diffèrent du premier
bruit du cœur par une plus grande intensité ; en outre, il est possible de reconnaître leur véritable point de départ, en promenant
successivement l'oreille nue ou armée du stéthoscope, depuis le
point où l'on entend ce bruit jusqu'au cœur, et réciproquement. Si
le battement appartient à l'anévrysme de l'aorte, il s'affaiblit à mesure que l'on s'approche du cœur, et *vice versa*. L'anévrysme de
l'aorte pectorale descendante sera reconnaissable à un battement
simple, fort, distinct du double battement du cœur, en ce que celui-
ci ne se propage jamais avec autant d'intensité jusqu'au dos ; en
outre, on y entendra un bruit de soufflet ou de râpe ; on trouvera,
enfin, une matité anormale.

Asthme.

283. La difficulté de respirer, produite par certaines maladies
des appareils pulmonaire ou circulatoire, va quelquefois jusqu'à
produire l'*asthme*, affection qui, par elle-même, suffit pour rendre
impropre au service militaire. Quand l'asthme se rattache ainsi à
une lésion organique, il est ordinairement continu, quoique variable en intensité suivant un grand nombre de circonstances ; le médecin expert peut, par conséquent, en être témoin, et, rapprochant
les phénomènes qui l'accompagnent des autres signes de l'altération viscérale, il trouvera dans cette combinaison la base de sa
conviction ; c'est sur l'exploration des poumons, du cœur et de
l'aorte, qu'il doit surtout insister. Mais il existe une espèce d'asthme (*asthme nerveux*) qu'on ne peut rapporter à aucune lésion
organique, et qui, en outre, ne se décèle que par des paroxysmes
ordinairement nocturnes et plus ou moins éloignés les uns des autres. Chez les militaires, on peut constater, dans les hôpitaux, cette
affection qu'il est impossible de contrefaire avec vraisemblance ;
mais, devant les conseils de révision, sa réalité ne pourra être admise qu'à la suite d'une enquête.

Affections du rachis.

Difformité de la colonne vertébrale.

284. Les *difformités* du rachis reconnaissent pour cause ou une altération organique des vertèbres elles-mêmes, ou un défaut d'équilibre entre les diverses forces motrices qui agissent sur la pyramide qu'elles forment par leur réunion.

Déviations du rachis.

Ces *déviations* sont congénitales, accidentelles ou symptomatiques du mal de Pott.

La colonne vertébrale, sous l'influence des puissances qui la meuvent, peuvent se dévier en arrière, en avant et sur l'un ou l'autre côté. Ces déplacements impliquent l'*impossibilité* de servir, soit parce qu'ils peuvent comprimer la moëlle épinière et entraîner consécutivement l'altération des fonctions auxquelles cet organe préside, soit parce qu'ils gênent l'action des viscères contenus dans la cavité thoracique et les prédisposent à de graves affections, soit enfin parce qu'ils privent le soldat de la plénitude et de la précision des mouvements qui lui sont nécessaires, et parce qu'ils occasionnent une grande gêne sous l'équipement.

Mais les diverses flexions dont il s'agit peuvent être *simulées* ou même *provoquées*. On a vu des sujets se présenter le dos voûté à l'excès, la poitrine creusée en avant et prétendant ne pouvoir pas se redresser. On déjoue cette supercherie, soit en faisant coucher l'individu sur le ventre, lui serrant fortement les lombes à l'aide d'une ceinture et lui étendant ensuite les bras au-dessus de la tête, soit, au contraire, en le plaçant sur le dos et en ôtant tout point d'appui à ses extrémités.

Les *déviations latérales* offrent plus de ressources à la simulation ; on peut les imiter par la seule action musculaire, soit en aidant celle-ci avec des agents mécaniques qui tendent à courber directement l'axe vertébral ou à déplacer les rapports du bassin, et consécutivement ceux de la colonne flexible qu'il supporte, avec le centre de gravité. Le succès peut être tel, que le simulateur, contre son dessein, reste définivement bossu, et cela sans profit, car il n'est pas impossible de distinguer les déviations simulées ou provoquées de celles qui sont spontanées. Celles-ci ont pour premier caractère d'affecter une grande variété de siége et de formes ; presque aussi diversifiées qu'il y a de cas parculiers, elles peuvent occuper tous les points de l'épine. En second lieu, on n'a jamais vu de déviation réelle, pour peu qu'elle ait d'étendue, n'avoir qu'une seule courbure ; toujours elle en a deux ou trois, et quelquefois quatre, alternativement, lorsqu'elles ont pour effet de maintenir, en se contrebalançant, l'axe du tronc dans la ligne de gravité. Chaque courbure est constamment accompagnée d'un mouvement de torsion des vertèbres, proportionnellement à sa flèche et à sa corde. Cette torsion imprime aux reliefs musculaires des gouttières vertébrales à la saillie des côtes et des épaules, de remarquables différences qui varient suivant le nombre, le siége et le degré des courbures. À chaque courbure correspond un soulèvement des muscles, des côtes et de l'omoplate du côté convexe, tandis que la concavité est marquée par une dépression de toutes les parties qu'elle comprend. Il n'existe pas de sillons formés par le plissement de la la peau, à moins de déviation très-considérable, et alors ils sont ordinairement peu profonds à cause de la rétractilité de la peau, qui, à la longue, finit presque toujours par les effacer : ces sillons se montrent, dans la majorité des cas, un peu au-dessous de l'aisselle, et alors la courbure principale a sa convexité du côté opposé, dans la région dorsale; si, par extraordinaire, ils siègent entre les fausses côtes et la crête du bassin, il y a courbure dorso-lombaire, mais avec un soulèvement considérable des côtes et des muscles qui correspondent à la convexité. Il peut, enfin, exister un sillon assez marqué au niveau d'une courbure lombaire, sans torsion considérable des vertèbres comprises dans cette région, en même temps qu'un autre sillon répond, du côté opposé, à la courbure dorsale. Dans ce cas exceptionnel, la courbure dorsale est considérable, descend jusqu'aux dernières vertèbres de cette région, s'accompagne d'un grand degré de torsion, qui soulève les dernières côtes et détermine un creux avec plissement de la peau au-dessus de la crête iliaque. Ainsi, dans les cas rares où la déviation réelle s'accompagne de sillons à la peau, il y a nécessairement une courbure et une torsion très-considérables, de l'un ou de l'autre côté, avec bombement consécutif des muscles, des côtes, et gibbosité latérale, dorsale ou lombaire. Enfin, si les hanches cessent d'être de niveau, l'une ne dépasse jamais l'autre que de quelques millimètres, à moins qu'il n'y ait une inégalité proportionnelle dans la longueur des membres inférieurs.

Dans la *simulation*, quel que soit l'artifice auquel on ait recours, on remarque toujours la même apparence extérieure, savoir : flexion latérale unique, décrivant un arc régulier qui comprend invariablement les régions dorsale et lombaire, avec inclinaison latérale de la colonne sur le bassin ; telle est l'identité, la conformité avec laquelle ces effets se reproduisent constamment, qu'il est presque impossible de ne pas reconnaître la fraude. Le tronc est plus ou moins incliné du côté opposé à la convexité, suivant que le bassin est plus ou moins élevé de ce dernier côté ou abaissé de l'autre. Le degré de courbure, qui a lieu sur un grand rayon, n'est pas en rapport avec le degré d'inclinaison du tronc, dont l'extrémité supérieure s'écarte sensiblement de la verticale, cette inclinaison n'étant corrigée par aucune contre-courbure. En dedans de la courbure, entre les fausses côtes et la crête iliaque, la peau du flanc présente deux ou trois plis parallèles, l'épaule du côté correspondant à la convexité est beaucoup plus élevée que l'autre, mais toutes les deux font la même saillie en arrière, ainsi que les côtes et les deux plans de muscles homologues ; en d'autres termes, il n'y

a aucune trace de torsion. Les hanches, suivant le moyen qu'on a
employé, peuvent rester de niveau, ou celle du côté concave être
exhaussée jusqu'à 50 ou 80 millimètres, et, dans ce cas, le membre correspondant paraît raccourci proportionnellement; il y a apparence de claudication, ce qui n'a point lieu dans la difformité
réelle. Ces déviations peuvent être maintenues par la seule force de
la volonté pendant la station, l'attitude assise et même pendant la
marche.

Elles peuvent également, lorsqu'elles sont longtemps maintenues
par des agents mécaniques, rester permanentes et constituer une
véritable *provocation*, dont les effets varient suivant les appareils
auxquels on a eu recours pour l'obtenir, et qu'il serait superflu de
rappeler ici. Il suffira de dire que, 1° lorsqu'elle n'a pas été prolongée, l'action de ces appareils n'imprime à la colonne rachi-
dienne aucun des caractères de courbure multiple ou alterne et de
torsion des vertèbres qui distinguent les difformités réelles; 2° même
après leur application et leur emploi longtemps continués, les
moyens de provocation les plus ingénieusement combinés, s'ils
donnent lieu à des courbures alternes, ne produisent pas encore la
torsion et laissent, par ce fait aidé de la forme spéciale, toujours
la même, de la difformité, le moyen de la distinguer de celle qui est
pathologique.

Le diagnostic étant établi, si la difformité, spontanée ou provoquée, existe et est devenue permanente, la décision d'*exemption* ou
de *réforme* en est la conséquence rigoureuse. Quant à la question
subsidiaire d'origine ou de provocation, lorsque l'homme s'est réellement rendu difforme, bien qu'il soit possible d'arriver à présumer
ce fait, cette présomption ne s'élève cependant pas au degré de
certitude nécessaire pour motiver une accusation; et, d'ailleurs,
le fourbe est assez puni par le résultat irrémédiable de sa conduite.

Raccourcissement de la taille.

Simulation.

285. La découverte de la simulation des déviations latérales peut
échapper aux conseils de révision par une circonstance sur laquelle
il est très-important d'appeler l'attention. On suit, dans l'examen
des conditions d'*exemption*, l'ordre établi par la loi : le défaut de
taille tient le premier rang; au second, viennent les infirmités. Or,
comme c'est sur le deuxième chef que la loi prescrit de consulter
les gens de l'art, ceux-ci n'interviennent point dans l'examen préalable de la taille; la toise en est le seul juge. L'appelé, que cet instrument aveugle a déclaré trop petit, n'est plus soumis à aucune
épreuve, il est proclamé impropre au service. Cependant l'expérience a fait connaître que des individus dont la taille ne s'élève que
très-peu au-dessus du minimum légal peuvent, en courbant leur
colonne vertébrale, se raccourcir et se faire *exempter* pour défaut
de taille. Les officiers de santé seraient donc utilement consultés

lors du toisage des jeunes gens dont la taille serait de 1 à 5 millimètres au-dessous de la hauteur exigée. Le coup d'œil du médecin
dans l'appréciation de l'habitude extérieure pourrait utilement intervenir dans quelques circonstances de cette nature; mais on ob-
tiendrait un résultat plus certain en faisant coucher l'individu sur
une table graduée comme la toise, avec la précaution de maintenir
toutes les jointures dans l'extension.

Mal vertébral de Pott.

286. L'affection connue sous le nom de *mal de Pott* est d'une
extrême gravité au point de vue du service militaire ; on la reconnaît à l'élévation et à la saillie de l'apophyse épineuse correspondante à la vertèbre qui est le siége principal de la maladie, et quelquefois à la présence de dépôts par congestion à des distances plus
ou moins éloignées de ce point de départ. Au début de l'affection,
les individus ignorent souvent eux-mêmes l'existence de la lésion
locale et ne se plaignent pas de ces effets secondaires ; il faut, pour
la découvrir, faire courber l'individu en avant, puis promener la
main sur le trajet du rachis, interroger la sensibilité et examiner
avec soin les saillies ou les dépressions anormales que les doigts
peuvent rencontrer.

La décision à intervenir ne saurait laisser aucun doute.

Phlegmon.

287. Le *phlegmon* large du dos, s'il ne se termine pas par résolution, peut entraîner les désordres les plus graves en raison de la
suppuration qui l'accompagne. Il justifierait toujours l'*exemption*
et souvent la *réforme*.

Anthrax.

288. Des diverses tumeurs qui peuvent siéger au dos, nous ne
citerons que l'*anthrax*, qui s'y observe souvent et doit entraîner
l'*exemption*, s'il est volumineux, mais ne saurait motiver la *réforme*
que par ses suites possibles.

MALADIES DES LOMBES ET DE L'ABDOMEN.

Affections des lombes.

289. Liées en partie aux maladies du dos, pour les difformités
notamment, les maladies des lombes en sont tout à fait distinctes
sous plusieurs rapports, au point de vue qui nous occupe.

Spina bifida.

La seule difformité à signaler, à cause de la spécialité de son
siége, est l'*hydrorachis* ou *spina bifida*, qui est congénitale et persiste quelquefois dans l'adolescence, mais très-exceptionnellement
dans l'âge adulte. Cette infirmité constitue toujours un *empêchement*
absolu au service militaire.

17.

Lombago.

290. Le *rhumatisme lombaire* ou *lombago* est une affection ordinairement légère ; mais parfois il masque une maladie fort grave, soit de la colonne vertébrale, soit de la moëlle, soit des reins, et il importe d'en explorer le siége avec la plus grande attention, afin d'établir un diagnostic exact et de ne pas confondre ces douleurs avec une ostéite, une carie, une nécrose, des tubercules, une néphrite.

Le médecin doit toujours se souvenir que le rhumatisme chronique est souvent *simulé*, nouveau motif d'apporter le plus grand soin dans l'examen de la région où l'on accuse sa présence. Lorsque l'affection est réelle, que ce soit un rhumatisme ou une lésion plus grave, les membres inférieurs sont fréquemment amaigris, plus ou moins paralysés, soit du sentiment, soit du mouvement, et l'on reconnaît parfois la trace de traitements externes qui ont été dirigés contre elle, sangsues, ventouses, moxas, cautérisations, etc. Ces cas, bien constatés, exigent toujours l'*exemption* et fréquemment la *réforme*.

Hernies lombaires.

291. Les *hernies lombaires* sont fort rares, mais il importe de connaître leur possibilité et de pouvoir en porter le diagnostic.

Psoïtis.

292. Le *psoïtis*, ou inflammation du muscle *psoas*, est une maladie grave qui se termine rarement par résolution.

Ces deux dernières affections sont des motifs constants d'*exemption* et fréquents de *réforme*.

Affections de l'abdomen.

293. L'*abdomen* peut présenter de nombreuses lésions appréciables devant les conseils de révision. Celles qui siégent dans les parois de cette cavité, derme, tissu cellulaire, couches musculaires ou aponévrotiques, sont fréquemment graves, parce que la lésion d'un de ces éléments peut diminuer la force de résistance à la pression des organes intérieurs et réagir sur les viscères que la paroi abdominale doit protéger. Celles qui occupent la cavité elle-même le sont toujours, en raison de l'extrême importance des nombreux organes qu'elle contient.

Le ventre, à l'état normal, doit être souple, médiocrement développé, ne présenter aucune saillie, soit visible à l'extérieur, soit appréciable au toucher, à quelque profondeur que se fasse la pression. Cette exploration par le toucher est fort importante, lorsque la teinte de la peau ou quelque circonstance de l'habitude extérieure peut faire supposer l'existence d'une lésion viscérale. La percussion, dont le médecin doit connaître le manuel dans tous ses détails, peut aussi fournir de précieuses indications.

Contusions.

294. Les *contusions* de l'abdomen peuvent déterminer des effets d'une intensité variable. Les ecchymoses, circonscrites ou diffuses, qui en sont la conséquence, entraînent quelquefois à leur suite de vastes phlegmons qui se répandent entre les plans musculaires ou aponévrotiques et sont d'une extrême gravité. Si un cas semblable se présentait devant un conseil de révision, il faudrait donc porter une attention sérieuse à l'étendue de l'ecchymose, à la profondeur de la contusion, au siége, à la nature et à l'intensité de la douleur que le sujet peut ressentir, soit constamment, soit seulement par la pression. Il n'y aurait donc aucun doute sur le jugement à prononcer, si l'on pouvait diagnostiquer que la contusion a pénétré jusqu'aux viscères intérieurs, estomac, intestins, foie, rate, etc.

Péritonite traumatique.

295. La *péritonite traumatique*, pouvant entraîner des désordres sérieux et même la mort, est un cas d'*exemption*, quel que soit son siége.

Plaies.

296. Les *plaies non pénétrantes* ont généralement peu de gravité, à moins qu'elles n'aient été suivies d'une perte de substance qui affaiblit les parois abdominales et prédispose aux hernies, ou de cicatrices adhérentes. Ce sont toujours alors des cas d'*exemption* et souvent de *réforme*. Il en serait de même des cicatrices résultant de la gastroraphie.

Les *plaies pénétrantes* empruntent leur gravité aux lésions viscérales, qu'on reconnaît à des signes variables, suivant la nature et les fonctions des organes atteints.

Hernies.

297. L'ombilic, la ligne blanche, le pli de l'aine, la partie supérieure et antérieure de la cuisse sont, chez les hommes, les régions où se forment le plus souvent les hernies. On connaît aussi des hernies *ischiatiques, ovalaires* ou *obturatrices, diaphragmatiques, lombaires ;* mais elles sont extrêmement rares.

La *hernie inguinale* est de beaucoup la plus fréquente de toutes. Facilement réductible ou non, récente ou ancienne, simple ou compliquée, toute hernie *abdominale* doit être considérée comme un motif d'*exemption*, à cause des incommodités nombreuses qui l'accompagnent constamment et des accidents funestes auxquels elle expose (adhérences, hydropisie du sac, engouement, inflammation, étranglement, gangrène), accidents surtout fréquents et graves pendant l'âge adulte, c'est-à-dire l'âge du service militaire, et toujours produits par des circonstances analogues à celles auxquelles les soldats sont nécessairement exposés. L'*exemption* doit être même admise chez les sujets qui, bien que non atteints de hernie complète, présentent, à un degré très-prononcé, une *imminence* caractérisée par les dispositions suivantes : dilatation de l'anneau inguinal, relâchement et faiblesse du canal inguinal, ainsi que de la portion correspondante de la paroi abdominale antérieure. Cet état doit surtout motiver le *rejet* chez les engagés volontaires et les remplaçants. Cette imminence de hernie ne peut être quelquefois saisie que par un examen très-attentif; mais cet objet est d'une telle importance qu'il réclame toute l'attention du médecin. Ces caractères, une fois bien saisis, ne pourront plus laisser aucun doute à l'esprit. Chez les militaires sous les drapeaux, l'*imminence* ne suffit pas pour provoquer la *réforme*, il faut que l'affection soit confirmée, a un degré quelconque, depuis l'état dit *pointe de hernie* jusqu'à l'*éventration*.

Une hernie bien développée doit être un empêchement absolu au réengagement après un premier congé; mais, lorsqu'un homme est atteint de cette infirmité dans le cours de son second congé, il peut être admis, autant par justice que par un sentiment d'humanité, à contracter un troisième engagement pour atteindre l'époque de la retraite, à la condition de n'être employé que dans des positions sédentaires.

La hernie ne peut pas être *simulée*. Il est utile, cependant, de prévenir que des fourbes ont cherché à donner le change et à en imposer, pour l'existence de cette infirmité, en portant un bandage herniaire, même vieux ou usé, quoiqu'il n'existât aucune apparence de descente.

Les hernies sont assez fréquemment *dissimulées* chez les engagés volontaires et surtout chez les remplaçants; aussi convient-il non-seulement d'examiner avec soin le trajet de la ligne blanche, les régions inguinales et crurales, et d'appliquer la main sur les ouvertures correspondantes pendant qu'on fait tousser le sujet, mais encore, en refoulant le scrotum en haut, de porter le doigt dans l'anneau inguinal, afin d'en reconnaître la dilatation, et de sentir si quelque portion de viscère, descendue dans le canal inguinal, ne vient pas, pendant les efforts, se présenter à l'orifice. Il est utile aussi de prescrire au sujet de soulever un fardeau à bras tendu.

Étranglements internes.

298. On n'a point à s'occuper, au point de vue de l'*exemption*, des *étranglements internes* ou occlusions intestinales, qui ne sauraient se présenter dans un conseil de révision.

Fistules.—Anus anormal.

299. Les *fistules* de l'abdomen constituent des cas absolus d'*exemption* et de *réforme* toutes les fois qu'elles proviennent manifestement de la cavité du péritoine ou d'un viscère. Ainsi, les fistules même simples, séreuses ou puriformes, consécutives à la présence d'un corps étranger, à une perforation accidentelle, entraînent cette double conséquence, moins par le fait même de la fis-

tule que par sa source et par la chronicité de la maladie dont elle
dépend. A plus forte raison en est-il de même des fistules composées, siégeant dans telle ou telle région de l'abdomen, provenant
soit de l'estomac, soit du canal intestinal, et donnant issue aux matières alimentaires, chyleuses ou fécales ; celles-ci forment, si elles
sont étroites, des *fistules stercorales*, et constituent, si elles sont
larges, la pénible infirmité connue sous le nom d'*anus contre-nature*,
soit accidentel et consécutif à une blessure, à la gangrène d'une
hernie étranglée, soit artificiel et pratiqué dans le but de remédier
à une oblitération intestinale (congénitale ou acquise).

Il en est de même des *fistules hépatiques* ou *biliaires*, qui sont
très-rares, ainsi que de certaines *fistules urinaires* des reins ou de
la vessie. Nulle de ces affections ne peut être simulée aux yeux du
médecin.

Tumeurs.

300. La palpation et la percussion peuvent faire découvrir les
tumeurs profondes, les *engorgements du foie* et *de la rate*, lésions
chroniques, accompagnées ou non de symptômes généraux qui en
expriment la gravité, mais dont la présence ne permet aucun doute
sur l'*impossibilité de servir*. Cependant, il est bien entendu que,
lorsque ces tumeurs se rencontrent chez des hommes présents sous
les drapeaux, on devra préalablement donner aux malades tous les
secours que la science indique.

Les *tumeurs stercorales* simples, dont il importe de bien reconnaître la nature, ne constituent pas une maladie.

Tumeurs de l'aine.—Phlegmon profond.—Abcès.

301. Le *phlegmon profond de la fosse iliaque* donne toujours lieu
à l'*exemption*. Les *abcès* de l'aine sont souvent symptomatiques
d'une carie ; ils sont parfois stercoraux et urineux. Toutes ces affections, qui entraînent l'*exemption* et la *réforme*, pourraient, si
l'on y portait peu d'attention, être confondues avec des hernies.

Adénite.

L'*adénite inguinale* est fréquente ; elle est souvent syphilitique.
Liée à l'engorgement ganglionnaire du cou, elle indique une diathèse scrofuleuse, et peut entraîner l'*exemption*, par l'état général
dont elle est un indice. L'*adénite sous-inguinale* est symptomatique
de lésions mécaniques superficielles de la jambe ou du pied, et doit
être considérée comme une affection légère. L'*adénite syphlitique*
(bubon vénérien) pourrait devenir une cause d'*exemption* ou de
réforme, par l'étendue et la gravité des désordres qu'elle aurait en-
traînés à sa suite.

A l'aide d'une infiltration sous-cutanée de gaz, on peut provoquer
une tumeur inguinale qui ne saurait en imposer qu'à un observateur superficiel.

Phlegmasies chroniques.

302. Les *inflammations chroniques* de l'estomac, des *intestins*, du *péritoine*, présentent toujours une série de symptômes qu'il est inutile de rappeler au médecin. Ces phlegmasies, quoique très-souvent curables, exigent toujours l'*exemption*; elles n'entraîneraient la *réforme* que si elles avaient résisté aux traitements appropriés.

Ballonnement.

303. Plusieurs de ces maladies déterminent le *ballonnement* du ventre ou *tympanite*, qui a été quelquefois imité par des individus jouissant de la faculté fort rare d'avaler de l'air en assez grande quantité pour produire un développement énorme du ventre. La palpation et la percussion suffiront, presque toujours, pour en reconnaître la cause.

Vomissements volontaires.

304. D'autres sujets possèdent naturellement ou ont acquis le pouvoir de *vomir* à volonté, et cherchent à en tirer parti pour se prétendre atteints de quelque lésion chronique de l'estomac.

Hématémèse.

305. Enfin, il en est qui se plaignent de *vomissements de sang* habituels, et qui, pour soutenir leur assertion, simulent en effet cette hémorrhagie en expulsant, devant le médecin et les assistants, une certaine quantité de sang secrètement ingérée auparavant. Dans chacun de ces cas qui, s'ils étaient réels, seraient nécessairement compliqués d'une altération prononcée de la constitution, l'état général des réclamants, leur embonpoint, deux signes non équivoques de santé, déposeraient contre leurs allégations.

On a essayé de *simuler* le vomissement de sang par de grossiers moyens qu'il est inutile d'indiquer, parce qu'ils ne pourraient un instant tromper l'œil exercé du médecin.

Hypertrophie du foie et de la rate, etc.

306. L'*engorgement* chronique du foie, les *dégénérescences*, les *abcès*, les *hydatides* qui y siégent assez souvent, et dont la présence a été constatée, sont autant de cas d'*exemption* ou de *réforme*.

Abcès de la rate.

307. Il en est de même des *abcès* de la rate, qui sont très-rares, et du *développement anormal* de cet organe, presque constamment lié à la cachexie paludéenne; cependant, le dernier ne motiverait la *réforme* que s'il avait résisté aux traitements que la science indique.

Dans les contrées à fièvres intermittentes, on ne saurait considérer une légère hypertrophie des viscères abdominaux comme un empêchement au service militaire, puisque l'éloignement des foyers endémiques est le moyen le plus certain de la combattre, comme il advient pour les jeunes gens des localités où existe le goître. Les voyages, les modifications de régime, la cessation de la fièvre, ne tardent pas à faire rentrer l'organe dans son état naturel. Dans les cas particuliers, il faut tenir grand compte de l'état général des sujets, l'état local n'est qu'un élément secondaire.

Calculs biliaires.

308. Les *tumeurs calculeuses de la vésicule biliaire* sont des motifs formels d'*exemption* et de *réforme*.

Ictère.

309. L'*ictère* offre une gravité bien différente, suivant qu'il est idiopatique ou symptomatique d'une affection du foie. Dans le premier cas, c'est une maladie légère et momentanée; dans le second cas, le jugement doit être motivé sur l'affection primitive, présumée ou reconnue. L'ictère peut être grossièrement *simulé* à l'aide d'une solution de curcuma; mais la sclérotique ne saurait être artificiellement colorée, et cette circonstance suffirait pour dévoiler l'imposture.

Tænia.

310. Le *tænia* et autres *entozoaires* ne seraient un motif ni d'*exemption* ni de *réforme*.

MALADIES DU BASSIN.

Difformités congénitales.

311. Les *difformités congénitales* du bassin sont assez rares chez l'homme; cependant, cette partie du tronc peut être d'une étroitesse ou d'un développement exagéré; elle peut être déviée de sa direction normale. Ces conditions organiques entraînent l'*exemption*, lorsqu'elles sont assez marquées pour exercer quelque influence sur les fonctions des organes intrapelviens ou des membres inférieurs.

Relâchement des symphyses.

312. Parmi les *lésions mécaniques*, nous ne citerons, comme propres à cette région, que le *relâchement des symphyses*, qui peut suivre certaines violences extérieures et constituer un motif d'*incapacité* au service.

Sacro-coxalgie.

313. L'*arthropathie sacro-iliaque* ou sacro-coxalgie entraînerait la même conséquence.

Entorse et luxation du coccyx.

314. *L'entorse* et la *luxation du coccyx*, pouvant être facilement réduites, et ne laissant aucune trace après elles, ne motiveraient l'*exemption* que dans des circonstances tout à fait exceptionnelles.

MALADIES DE LA RÉGION PÉRINÉALE.

Anomalies d'organisation.

315. La *région périnéale*, si limitée qu'elle soit, peut être le siége de maladies assez diverses exigeant soit l'*exemption*, soit la *réforme*. Cependant, certaines anomalies de conformation ou de développement du périnée, telles, par exemple, que son étroitesse extrême, sont sans importance chez l'homme.

Plaies.

316. Les *plaies* accidentelles ou artificielles, si elles restent fistuleuses ou non cicatrisées, donnent lieu, dans ce cas seulement, à l'*exemption*, mais non à la *réforme*, à moins de persistance ou de complications.

Déchirures.

317. Quant aux *déchirures* du périnée, elles ne résultent, chez l'homme, que de violences extérieures, et sont ordinairement assez simples et superficielles pour ne point laisser de traces incompatibles avec le service militaire.

Fistules.

318. Les *fistules* résultant de lésions mécaniques, d'opérations chirurgicales, ou de tumeurs ouvertes dans cette région, sont purulentes, stercorales ou urinaires, et chacune d'entre elles se distingue par des signes qui ne peuvent laisser aucune incertitude devant un conseil de révision.

Tumeurs.

319. Les *tumeurs* propres à cette région sont, le plus souvent, des tumeurs *hématiques*, suite de contusion, ou des *dépôts* purulents, sanguins, stercoraux, urineux, des *abcès* symptomatiques de carie de l'ischion, des *tumeurs calculeuses* (assez rares), enfin la *hernie périnéale* proprement dite (non moins rare), formée entre le rectum et la vessie, et nécessitant une exploration attentive pour être bien reconnue. Ces tumeurs, qui ne peuvent être *simulées*, et réclament des soins difficiles, indiquent toujours l'*exemption*; on puisera dans leur degré de développement des motifs pour proposer la *réforme*.

MALADIES DE L'ANUS ET DU RECTUM.

Généralités.

320. La partie inférieure du rectum et l'ouverture qui la termine sont, de toutes les portions de l'intestin, celles qui présentent le plus grand nombre d'altérations sur lesquelles doivent se porter les recherches du médecin expert. Il est important qu'il se livre à une exploration exacte de l'orifice, du fond, des replis du sphincter et des écoulements susceptibles de siéger à ces parties.

Plusieurs de ces affections peuvent être *simulées* ; c'est un nouveau motif d'apporter la plus grande attention au diagnostic.

Lésions traumatiques.

321. Les *plaies contuses*, les *déchirures* et les *perforations* de l'anus et du rectum sont parfois suivies de cicatrices profondes, ou, au contraire, d'une cicatrisation incomplète, et peuvent provoquer soit la rétention, soit l'incontinence passagère des matières fécales. L'*exemption* ne doit être prononcée que d'après les signes bien caractérisés de l'un ou de l'autre de ces deux états.

Corps étrangers.

322. Les *corps étrangers* avalés et arrêtés dans le rectum, ou introduits accidentellement, sinon volontairement, peuvent ordinairement en être extraits. Ils servent parfois à *simuler* des états morbides qu'il est toujours nécessaire de reconnaître.

Affections vermineuses.

323. Quant aux *affections vermineuses* qui siégent vers l'orifice anorectal, elles ne motivent ni l'*exemption* ni la *réforme*.

Syphilis.

324. Les *affections syphilitiques* de l'anus et du rectum, telles que la blennorrhagie anale, les ulcérations, les rhagades, les plaques ou les pustules muqueuses, les excroissances ou végétations, sont curables, comme les affections vénériennes en général, et *compatibles* avec le service militaire.

Affections diverses, fistules, etc.

325. Il en est de même de l'*inflammation simple* de l'orifice anal, de la *névralgie* simple, des *abcès* furonculeux ou idiopathiques de la marge de l'anus. Mais les abcès profonds ou symptomatiques de carie du sacrum ou de l'ischion, la *fistule anale*, même simple, si elle est complète, motivent l'*exemption* et quelquefois la *réforme*.

Contraction spasmodique et fissures de l'anus.

326. La *contraction spasmodique* du sphincter anal, lorsqu'elle existe à l'état de simplicité, ne peut être reconnue devant les conseils de révision, parce qu'aucun signe positif, appréciable aux sens, ne l'accompagne. Le rétrécissement spasmodique, compliqué de fissures ou déterminé par cette érosion, sera distingué le plus ordinairement avec facilité par la présence de la fissure elle-même, dont l'extrémité cutanée se rencontre entre les replis de l'anus. Ces affections, rares chez les jeunes gens, constituent des incommodités plutôt que des maladies; elles cèdent toujours à une opération chirurgicale très-légère, que le patient peut longtemps éviter, s'il préfère souffrir pendant et quelque temps après la défécation.

En conséquence, le *spasme* simple de l'anus ne sera jamais un motif ni d'*exemption* ni de *réforme*; la *fissure* ne pourrait motiver l'*exemption* que si elle était très-profonde, multiple, de mauvais aspect, et surtout si elle était liée à l'existence de quelque altération du poumon. Jamais elle ne donnera lieu à la *réforme*, qu'autant que, par ses complications, elle aurait résisté aux moyens dont l'art dispose.

Rétrécissement du rectum, cancer, etc.

327. L'anus et le rectum, jusqu'à une hauteur variable, sont quelquefois *rétrécis* par des engorgements durs, squirrheux, annulaires, ou par des tumeurs de nature diverse, nées de leurs parois, ou agissant sur elles en les refoulant. Lorsque ces affections existent à l'anus, ou se sont étendues jusqu'à cette ouverture, il est facile de les reconnaître à la vue et au toucher; d'autre fois, le toucher uni au spéculum peut seul faire distinguer la maladie. Dans ce cas, si l'on explore l'intérieur de l'intestin, on sent, à une distance plus ou moins éloignée, quelquefois à l'anus même, un anneau d'apparence fibreuse, résistant, qu'il est impossible ou très-difficile de franchir. Le toucher est tantôt douloureux, tantôt presque inaperçu. La partie malade est parfois lisse, dure, comme calleuse, couverte de granulations plus ou moins saillantes, que le moindre attouchement fait saigner. La portion altérée semble mobile et entourée d'un tissu cellulaire libre et sain. Ces affections sont toujours très-graves; bien caractérisées, elles doivent motiver non-seulement l'*exemption* de l'appelé, mais la *réforme* des militaires présents sous les drapeaux.

Hémorrhoïdes.

328. L'orifice anal peut être le siège d'*hémorrhoïdes*, qui, à l'état de tumeur interne ou externe, ulcérée ou non, doivent être un sujet de *non-admission* pour les jeunes gens appelés, les volontaires et les remplaçants, tandis qu'elles ne motivent pas avec la même rigueur la *réforme* d'un soldat. Dans ce dernier cas, les circonstances accessoires devront servir de guide autant que le fait principal; ou tiendra compte, par conséquent, de la fréquence des accidents, de l'influence que le flux exerce sur l'économie, de la douleur que l'individu ressent pendant la défécation et pendant les autres exercices musculaires, de la difficulté qu'il éprouve à réduire la tumeur. Ces considérations décideront de la convenance de conserver le sujet dans l'armée ou de le proposer pour la *réforme*. Quant au flux périodique et abondant, sans tumeur externe ni interne, il ne peut entraîner l'*exemption* que lorsqu'il est constaté par des témoignages non douteux.

Nous ne mentionnons pas les ruses grossières par lesquelles on a cherché à *simuler* les hémorrhoïdes; elle ne sauraient en imposer à aucun médecin.

Procidence de la membrane muqueuse et chute du rectum.

329. Les *hémorrhoïdes anciennes et ulcérées*, ou d'autres causes telles qu'un *relâchement* considérable, la *déperdition de substances* étendue, ou la *paralysie* des sphincters et des releveurs de l'anus, peuvent amener la *procidence de la membrane muqueuse du rectum* à travers l'ouverture anale. La gravité de cette infirmité varie suivant que la tumeur peut être réduite, après chaque selle, par le malade lui-même, ou qu'elle est volumineuse, difficile à faire rentrer et à maintenir au-dessus de l'anus, qu'un léger effort suffit pour la reproduire, ou qu'enfin elle reste constamment à l'extérieur, ce qui constitue alors la *chute du rectum*. La simple *procidence*, qui n'altère en rien l'état général de santé, ne serait pas un obstacle à l'*admission* des appelés; mais elle motiverait le *rejet* des volontaires et des remplaçants si elle était constatée. Elle permettrait à un soldat de rester sous les drapeaux. — La *chute* du rectum doit toujours être considérée comme un motif d'*incapacité* au service.

Incontinence des matières stercorales.

330. Accompagnée ou non de chute du rectum, la paralysie de cet organe, qui détermine l'*incontinence des matières stercorales*, et qui, d'ailleurs, est liée à d'autres désordres graves, entraîne toujours les mêmes conséquences.

MALADIES DES VOIES URINAIRES.

Incontinence d'urine.

331. Les affections des voies urinaires, qu'il importe d'étudier sous le rapport des obstacles qu'elles opposent à l'exercice de la profession des armes, ne sont ni moins nombreuses ni moins dignes d'examen que celles des régions précédemment parcourues.

L'*incontinence d'urine*, quoique fort rare, est souvent alléguée devant les conseils de révision. On doit la croire *simulée* chaque fois qu'elle ne peut pas s'expliquer par une dilatation anormale et excessive de l'urèthre, par la présence d'un calcul dans la vessie, par les traces extérieures d'une blessure ou d'une opération grave, ou lorsqu'elle n'est pas accompagnée d'un état grêle, chétif, débile, de la constitution du sujet, qui rendrait seul impropre au service. Les organes sexuels et les parties environnantes présentent un aspect particulier chez celui qui est réellement incontinent, et qui ne se retrouve pas chez le simulateur. Il est d'ailleurs facile de se convaincre de cette *simulation*, lorsqu'elle s'applique à l'incontinence *permanente*. Il suffit, pour cela, de faire uriner le malade et d'examiner comment le liquide sort du méat urinaire : si l'incontinence est réelle, l'urine tombe goutte à goutte comme elle est sécrétée, sans efforts de la part du sujet, sans aucune contraction musculaire ; dans le cas contraire, l'émission de l'urine se fera par un jet sensible et au moyen d'efforts qu'il sera facile de remarquer.

L'incontinence *nocturne* donne lieu à plus de difficultés, parce que les sujets, prétendant que l'urine ne s'échappe involontairement que pendant leur sommeil, ont réponse à toutes les observations. Mais l'appréciation des causes diverses de l'incontinence vraie permet, le plus souvent, de reconnaître les signes de l'incontinence *simulée*. Ces causes, fréquemment mécaniques, dépendent d'une lésion accidentelle ou d'une affection locale du réservoir urinaire ou de son canal, ou bien elles sont symptomatiques d'une altération des propriétés vitales, à la suite, par exemple, de certaines maladies aiguës avec affaiblissement du système nerveux, ou simplement par faiblesse et relâchement du col de la vessie. On arrive presque toujours à déjouer la fourberie en plongeant le sujet suspect dans un sommeil profond au moyen de quelques gouttes de laudanum, en même temps qu'on l'excite à boire en faisant fortement saler ses aliments. En le visitant dans le cours de la nuit, on ne trouve pas toujours son lit mouillé, et en vidant la vessie avec une sonde, on en retire une quantité plus ou moins considérable d'urine. En définitive, l'incontinence purement symptomatique d'une affection locale bien constatée doit toujours être un cas d'*exemption* et souvent de *réforme* ; mais il n'en est point ainsi de l'incontinence permanente ou nocturne, présumée essentielle, parce que cette infirmité, qui est en réalité fort rare, comme nous l'avons déjà dit, résultant le plus souvent d'une habitude de paresse et d'un défaut d'éducation, est, en général, facilement curable à l'aide d'une surveillance active, si même elle ne cesse d'une manière spontanée.

Rétention d'urine.

332. La *rétention d'urine*, dont la *dysurie* n'est qu'un moindre degré, malgré sa fréquence et sa gravité se rencontre rarement devant les conseils de révision, parce qu'elle détermine d'ordinaire des symptômes qui obligent le malade à garder le lit. Mais on a quelquefois occasion de l'y observer, lorsqu'elle n'est qu'à l'état d'imminence ou lorsqu'elle cesse par un cathétérisme régulier.

Elle peut être *simulée* ou *provoquée*, mais difficilement, parce que la moindre pression sur l'hypogastre tendrait à vaincre la résistance ou la contraction du col de la vessie et à vider instantanément cette dernière.

La saillie formée par la vessie distendue pourrait être prise pour une autre affection, pour une tumeur enkystée, par exemple, ou même pour une hydropisie ascite. Le cathétérisme décide aussitôt le diagnostic. Mais si l'obstacle à l'émission de l'urine provient d'une cause organique, et surtout d'un rétrécissement de l'urèthre, d'ailleurs assez rare chez les jeunes gens, la rétention, reconnue vraie ou possible, réclame l'*exemption*; la maladie est trop souvent curable pour exiger la *réforme*, sinon dans des circonstances tout à fait exceptionnelles.

Hématurie.

333. L'*hématurie*, ou pissement de sang, est une affection fort grave, lorsqu'elle prend sa source dans les reins ou dans la vessie et lorsqu'elle n'est pas seulement passagère; mais elle se montre rarement chez les jeunes gens. Outre les causes traumatiques, l'hématurie peut résulter de la suppression d'une hémorrhagie habituelle, l'épistaxis, par exemple, ou se lier, mais plus rarement, à une affection scorbutique, à une diathèse hémorrhagique. L'*exemption* ou la *réforme*, seraient indiquées dans ces cas.

Diabète.

334. Le *diabète*, ou *glycosurie*, bien caractérisé, constitue assurément un cas d'*exemption* ou de *réforme*; mais cette affection complexe, assez rare d'ailleurs chez les jeunes gens, peut offrir, à son début, des signes douteux ou difficiles à reconnaître.

Albuminurie.

335. L'*albuminurie*, qu'on peut aisément constater par un procédé facile, s'oppose formellement à l'admission ou au maintien sous les drapeaux.

Calculs urinaires en général.

336. Les *calculs urinaires*, qu'ils proviennent du rein, pour constituer particulièrement la *gravelle*, ou bien qu'ils se développent dans la vessie ou s'engagent dans la prostate, dans l'urèthre, présentent des signes ordinairement très-reconnaissables, mais qui nécessitent, néanmoins, une exploration attentive. Leur présence bien constatée réclame l'*exemption* et même la *réforme*, si le sujet ne veut pas se soumettre aux opérations nécessaires.

Abcès urineux.

337. Les *abcès* ou *dépôts urineux*, et les *fistules urinaires*, quel qu'en soit le siège, nécessitent toujours l'*exemption*, et la *réforme*, quand les complications de la fistule entraînent un traitement long et incertain dans ses résultats.

Affections des reins.

Lésions mécaniques.

338. Les *affections des reins* exigent une certaine habileté pratique dans la palpation et dans la percussion, qui fournissent les principaux signes de leur existence.

Les *lésions congénitales* des reins échappent à l'examen.

Ils peuvent être, comme les autres organes, le siége de diverses lésions mécaniques, *contusion*, *commotion*, qu'il est souvent difficile d'apprécier, *plaies*, *déchirures* qui doivent fréquemment entraîner l'*exemption*, mais plus rarement la *réforme*. Des *corps étrangers*, introduits par une violence extérieure, peuvent rester engagés dans leur substance ; si on constatait leur présence, ils constitueraient un cas formel d'*incapacité*.

Néphrite.

339. L'*inflammation* des reins. ou *néphrite*, dont il importe de bien établir le diagnostic, pour ne pas la confondre avec des maladies moins graves, telles que le lombago, peut être simple, traumatique, albumineuse, calculeuse, rhumatismale ou goutteuse, purulente (suite de résorption) ; ce sont toujours des cas d'*exemption* et souvent de *réforme*.

Calculs rénaux.

340. Les *calculs rénaux*, qu'on ne soupçonne, le plus souvent, que par les douleurs violentes qui les accompagnent, surtout pendant leur passage dans les uretères, mais dont on n'a guère la certitude qu'après leur expulsion par l'urèthre, exigent toujours l'*exemption* ou la *réforme*.

Abcès, fistules, etc.

341. Les *abcès* et les *fistules rénales*, les *tumeurs*, les *kystes*, les *dégénérescences*, constituent des motifs d'*inadmissibilité*, mais n'entraînent pas nécessairement la *réforme*.

Affections de la vessie.

342. L'importance de la vessie est telle, que toutes les affections qui peuvent l'atteindre ont de la gravité et méritent la plus sérieuse attention ; elles n'en réclament pas moins à cause de leur extrême fréquence.

L'exploration de cet organe par la palpation directe peut faire apprécier son état de plénitude ou de vacuité ; le cathétérisme seul peut donner des notions exactes sur quelques-unes des lésions dont il est le siége ; l'examen des produits excrétés est indispensable comme moyen de diagnostic.

Absence de la vessie.

343. L'*absence complète* de la vessie est très-rare, mais elle a été observée. Ce cas et le suivant sont des motifs évidents d'*inadmissibilité*.

Extrophie.

344. L'*extrophie* de cet organe se reconnaît à une perte de substance à la partie inférieure de l'abdomen et à l'apparence d'une surface rouge, où l'on découvre quelquefois les uretères, qui laissent directement écouler l'urine au dehors.

Atrophie.

345. On a pris quelquefois l'*atrophie* de la vessie pour une absence de cet organe.

Hypertrophie.

346. Elle peut être *hypertrophiée* et occuper un espace considérable dans l'abdomen. Cette poche peut s'ouvrir sur différents points anormaux, par suite de l'imperforation de l'urèthre ; ainsi, on l'a vue s'ouvrir par l'ombilic, avec persistance de l'ouraque ; par le rectum. Ces différents cas sont très-rares, mais il faut être prévenu de leur possibilité. Il est presque inutile d'ajouter qu'ils ne doivent laisser aucun doute sur la nécessité de l'*exemption*.

Lésions traumatiques.

347. La vessie peut être le siége de *contusions*, de *compression* (si elle est remplie de liquide), de *ruptures*, de *plaies de diverse nature*, et particulièrement par coups de feu ; ces lésions ont une gravité immédiate telle, qu'on peut rarement les rencontrer devant un conseil de révision. Celles d'entre elles qu'on pourrait observer exigeraient l'*exemption* ; mais on ne proposerait la *réforme* qu'après les avoir soumises aux moyens curatifs que la science recommande.

Des *corps étrangers* sont parfois introduits dans la vessie, soit par cause traumatique, soit par accident, soit par suite du cathétérisme (fragments de sonde). Ici encore nous trouvons des cas constants d'*exemption*, mais on ne devrait songer à la *réforme* qu'après avoir échoué dans les tentatives d'extraction, ou qu'en raison des désordres que ces corps étrangers auraient déterminés.

Calculs vésicaux.

348. Les *calculs vésicaux* annoncent leur présence par de la douleur, un sentiment de pesanteur vers le bas-fond de la vessie, des urines troubles, quelquefois sanguinolentes ou purulentes, de l'intermittence dans le jet des urines, une sensation de chatouillement à l'extrémité de la verge ; mais le signe réellement pathognomonique est fourni par le cathétérisme.

Paralysie.

349. La *paralysie* de la vessie, dont l'*atonie* constitue un premier degré, dépend presque toujours de la lésion d'un autre organe, et particulièrement de la moëlle épinière. Cette affection, facile à reconnaître à ses caractères propres, et surtout à ceux de la maladie

J. M.   18

principale, n'a de signification que celle qu'elle reçoit de cette maladie même.

Cystite.

350. L'*inflammation* de la vessie, aiguë ou chronique, est toujours assez grave pour nécessiter l'*exemption* ; cependant, il ne faut pas oublier que cette affection peut être *provoquée* par l'absorption de quelques substances bien connues des médecins ; il est donc important de s'assurer que l'inflammation n'est pas due à cette cause ; car, dans ce cas, elle est légère et n'apporte aucun empêchement au service.

Acéphalocystes.

351. On observe, bien que rarement, des *acéphalocystes* dans la vessie ; leur présence bien constatée est un cas d'*incapacité* au service militaire.

Fistules vésicales.

352. A la suite de gangrène, de plaies, d'opérations de ponction, de la taille, etc., il reste quelquefois des *fistules urinaires* qui s'opposent à l'*admission* au service.

Hernies.

353. La vessie peut faire *hernie* sur différents points de son voisinage et constituer la *cystocèle* abdominale, inguinale, périnéale. Ce sont autant de cas d'*exemption* ou de *réforme*. Il en est de même de l'*état variqueux* du col de la vessie, des *polypes*, des *fongus*, etc. qui peuvent y être observés, quoique très-exceptionnellement, chez les jeunes gens.

Affection de l'urèthre.

354. C'est surtout aux maladies de l'urèthre qu'appartient le mode d'exploration par le cathétérisme. On ne doit pas négliger le toucher direct, qui peut faire percevoir les corps étrangers arrêtés dans la portion pénienne, ainsi que les saillies formées par plusieurs altérations organiques.

La vue simple peut suffire pour l'examen de certaines affections siégeant au voisinage du méat ; des sondes ou algalies de divers calibres sont nécessaires pour l'exploration des parties plus profondes de ce canal.

Anomalies.

355. Le canal de l'urèthre peut *manquer* totalement, être *imperforé* ou *dévié* de sa direction normale. Les deux premières anomalies entraîneraient l'*exemption* ou la *réforme* ; une simple déviation pourrait être *compatible* avec le service militaire.

Hypospadias, etc.

356. L'émission de l'urine peut se faire par une voie *anormale* (*hypospadias, épispadias, fistules*). Dans l'*hypospadias*, l'ouverture a lieu soit à la fosse naviculaire, près ou à la hauteur du frein du prépuce, soit entre ce point et le scrotum, soit enfin dans l'épaisseur même du scrotum.

Dans l'*épispadias*, l'orifice existe près de la base de la verge, qui est peu développée, reployée en bas et le plus souvent fendue sur toute sa longueur.

L'hypospadias peut être *compatible* avec le service militaire, lorsque l'ouverture est située à l'extrémité de la verge, sous le gland, et que l'urine peut être projetée à distance; lorsqu'en outre, cette ouverture est assez large pour permettre la sortie d'un jet d'urine du volume à peu près normal, ce dont on s'assure par l'inspection à l'aide d'une bougie ou en faisant uriner le sujet devant soi. Dans tous les autres cas, il y a *impossibilité de servir*; en effet, l'individu atteint d'une de ces infirmités ne peut éviter de souiller ses vêtements chaque fois qu'il urine, et ceux-ci ne tardent pas à s'imprégner d'une odeur qui serait insupportable pour les camarades du jeune soldat, indépendamment des dangers que cette humidité constante fait courir à la santé. Les mêmes considérations s'appliquent nécessairement aux fistules uréthrales; sauf cette différence que, si elles surviennent après l'incorporation, on doit préalablement en entreprendre la guérison, chaque fois qu'il y a lieu de l'espérer.

Corps étrangers.

357. Des *corps étrangers* sont parfois introduits dans ce canal, soit accidentellement, soit par le fait de manœuvres vicieuses; ces corps étrangers, ne pouvant, le plus souvent, être extraits sans le secours d'une opération chirurgicale, justifieraient l'*exemption*. Des *calculs* s'y arrêtant motiveraient le même jugement, non-seulement en qualité de corps étrangers, mais encore parce qu'ils font craindre la présence d'autres calculs dans les reins ou dans la vessie. Ils ne réclameraient, au contraire, la *réforme* que dans des circonstances exceptionnelles.

Rétrécissements.

358. Les *rétrécissements* de l'urèthre, qu'on reconnaît au moyen de la bougie porte-empreinte, ou en faisant uriner le malade devant soi (le jet de l'urine est souvent, dans ce cas, bifurqué ou en spirale), constituent une infirmité d'une guérison difficile et entraînant des incommodités incompatibles avec le service militaire. Cependant, lorsqu'elle se déclare chez des hommes présents sous les drapeaux, il ne faut proposer la *réforme* qu'après avoir échoué dans toutes les tentatives de traitement. Pour les engagés volontaires et les remplaçants chez lesquels on aurait lieu de soupçonner cette infirmité,

18.

il conviendrait de rejeter ceux qui refuseraient de se soumettre aux épreuves que nous venons d'indiquer, nécessaires à sa constatation.

Uréthrite.

359. *L'inflammation de l'uréthre* (uréthrite), aiguë ou chronique, ne constitue jamais un cas d'*exemption* ni de *réforme*.

Affections de la prostate.

360. Les affections de la prostate sont très-rares chez les jeunes gens. Cette glande peut être le siége d'une *hypertrophie*, congénitale ou acquise; diverses *lésions mécaniques* peuvent l'atteindre ; on trouve quelquefois un *calcul* dans son épaisseur.

Le jugement à porter serait déterminé par la nature des lésions, qui peuvent être légères et sans gravité, ou compromettre sérieusement les fonctions de l'organe.

MALADIES DES ORGANES GÉNITAUX.

La fréquence et la variété des maladies des organes génitaux de l'homme réclament la plus grande attention et une certaine expérience pratique, au point de vue des cas d'*exemption* et de *réforme*, parce que quelques-unes de ces maladies offrent des formes ou des degrés tantôt compatibles, tantôt incompatibles avec le service militaire.

Hermaphrodisme.

361. Les organes génitaux externes présentent quelquefois, dans leur ensemble ou dans quelques-unes de leurs parties, des vices de conformation tels que les signes sexuels restent confondus. De là l'*hermaphrodisme* et ses espèces.

L'*hermaphrodisme masculin*, avec ou sans excès de développement des organes génitaux, se caractérise par la présence des attributs essentiels du sexe mâle et les caractères généraux de la conformation de l'homme avec quelques parties surnuméraires du sexe féminin. C'est la forme d'hermaphrodisme qu'on observe quelquefois devant les conseils de révision.

L'état inverse ou *hermaphrodisme féminin* ne pourrait s'y rencontrer que dans des circonstances tout à fait exceptionnelles ; il en est de même de l'*hermaphrodisme neutre ou mixte,* dans lequel le sujet présente à la fois quelques-uns des attributs sexuels de l'homme et de la femme.

Quelle que soit, d'ailleurs, la forme ou la variété de cette anomalie d'organisation, elle entraîne nécessairement l'*immunité* du service militaire.

Lésions traumatiques.

362. Les *mutilations* accidentelles des organes génitaux, ayant occasionné la perte totale ou presque entière de ces organes, soit

par des actes criminels, surtout à l'aide d'instruments tranchants,
soit par des blessures d'armes à feu, nécessitent évidemment l'*exemption* du service et même la *réforme*. En effet, la perte de ces organes
devient à la fois une cause d'infirmité physique, avec gêne dans
l'émission de l'urine, ou complication de fistules, et une cause d'infirmité morale par le dégoût de l'existence et une propension fréquente au suicide. Mais il n'en est plus ainsi dans les cas de lésion
partielle ou susceptible de guérison.

Affections du pénis.

Phimosis et paraphimosis.

363. Le *phimosis* et le *paraphimosis* exempts de complication ne
réclament ni l'*exemption* ni la *réforme*, parce qu'il est toujours facile d'y porter remède. La simple opération du phimosis a quelquefois suffi pour faire disparaître des symptômes qu'on attribuait à la
présence d'un calcul vésical.

Atrophie.

364. L'*atrophie* du pénis, si prononcée qu'elle soit, avec ou sans
inertie appréciable, ne saurait motiver l'*exemption*, à moins d'une
atrophie simultanée des testicules. Mais l'*hypertrophie* considérable
de cet organe, portée au point de devenir un éléphantiasis de la
verge, serait un cas d'*inaptitude*, tant par elle-même que par sa tendance à envahir le scrotum ; cette maladie, du reste, est excessivement rare en Europe.

Perte du pénis etc.

365. La *perte* totale ou d'une partie assez considérable du pénis,
soit par mutilation volontaire, soit par blessure accidentelle, soit
par amputation chirurgicale, nécessite l'*exemption* et la *réforme*. Il
en est de même de l'*écrasement* de la verge suivi de déformation
par rupture des corps caverneux, ou de déchirure, de fistule, de
rétrécissement de l'urèthre et de constriction de cet organe.

Affections diverses.

366. Quant aux *ulcères* ou *chancres* et aux *végétations* syphilitiques, ils ne méritent ici aucune attention, dans la plupart des cas ;
mais il en est autrement si la verge a été détruite en partie par une
ulcération phagédénique, dont la guérison même ne saurait restituer
à l'organe sa conformation naturelle.

Affections des bourses.

Plaies, déchirures.

367. Les *plaies* ou *déchirures* assez étendues pour avoir dénudé
les testicules peuvent être des causes d'*exemption*. Il importe de
noter, cependant, que la cicatrisation en est presque toujours assu--

rée sans adhérences, en raison même des rapports anatomiques de ces organes.

Contusions. — Hématocèle.

368. Les *contusions violentes* ou les *plaies contuses* donnent lieu fréquemment à l'*hématocèle* par infiltration ou par épanchement ; dans la première, le sang ainsi extravasé se résorbe ordinairement avec facilité et ne réclame pas l'*exemption* plus que les autres ecchymoses, s'il n'y a pas de complications. Cet état simule grossièrement la gangrène, mais la moindre attention suffit pour éviter cette erreur. Dans la seconde, les phénomènes ont béaucoup de rapports avec ceux de l'*hydrocèle,* et ils doivent motiver le même jugement.

Affections dartreuses.

369. Le scrotum peut être occupé par plusieurs *affections dartreuses* qui envahissent les régions environnantes, la face interne et supérieure des cuisses, le périnée, la marge de l'anus. Ces affections, souvent difficiles à guérir et qui déterminent ordinairement une démangeaisòn insupportable, ne peuvent que s'aggraver par le frottement occasionné par la marche et par le contact des vêtements de laine. Elles exigent l'*exemption* et même la *réforme,* dans toutes les conditions que nous avons signalées au chapitre consacré à l'étude générale de ces affections. Il faut bien se garder de les confondre avec l'*intertrigo* et autres maladies légères qui ne méritent point d'être mentionnées ici.

Phlegmons et abcès.

370. Les *phlegmons* et *abcès* ne peuvent jamais motiver l'*exemption,* à moins que ces derniers ne soient symptomatiques ou liés aux scrofules.

Abcès urineux.

371. Les *abcès urineux* du scrotum constituent un état assez grave pour rendre le sujet *impropre* au service.

Emphysème.

372. L'air ne s'accumule jamais dans le scrotum ; lors donc que des sujets se présentent avec cette partie tuméfiée, légère relativement à son volume, distendue, élastique, résonnant sous la percussion, il est certain qu'il y a fraude et que l'*emphysème* est *provoqué.*

Œdème.

373. L'*œdème* du scrotum, hydrocèle par infiltration, emprunte sa gravité à l'état général du sujet et à la cause qui l'a provoqué. Il n'est jamais isolé, et cette circonstance permet toujours de découvrir la fraude, lorsque des individus se sont fait injecter, par une petite ouverture, de l'eau dans le tissu cellulaire du scrotum.

Tumeurs enkystées, fistules, calculs.

374. Les *tumeurs enkystées* d'un volume appréciable, en raison de leur tendance à prendre du développement, les *fistules* communiquant avec la tunique vaginale ou le testicule, les *concrétions calculeuses* des bourses, qui sont fort rares, motiveraient l'*exemption*, mais ne réclameraient généralement pas la *réforme*.

Cirsocèle.

375. La *cirsocèle*, tumeur formée par la distension des veines spermatiques, dans l'étendue qu'elles parcourent depuis l'orifice externe du canal inguinal jusqu'à l'épididyme, ne constitue un cas d'*exemption* qu'autant que, par son volume, elle apporte une gêne prononcée dans la marche ou dans l'exercice des autres mouvements; mais, chez les engagés volontaires, les remplaçants, qui ne peuvent le *dissimuler* complétement lorsqu'ils sont debout, toute trace de cette infirmité doit entraîner l'*inaptitude*. Sous les drapeaux, au contraire, tel homme qu'une cirsocèle empêche de supporter les fatigues du service actif peut encore rendre des services dans les positions sédentaires. On peut, d'ailleurs, dans ces cas, recourir à certain moyens chirurgicaux qui procurent souvent la guérison.

Varicocèle.

376. On confond fréquemment, par la dénomination, la *cirsocèle* avec la *varicocèle*, qui n'est que la dilatation des veines du scrotum. Ces vaisseaux sont rarement assez distendus pour être gênants et pour entraîner l'*inaptitude* au service militaire, à moins que cet état ne soit la conséquence d'une affection du testicule ou du cordon spermatique. Dans ces cas, c'est cette dernière affection qui doit occuper l'attention et motiver la décision.

La varicocèle ne justifierait l'*exemption* que si elle était assez volumineuse pour porter obstacle à la marche, aux manœuvres, et pour constituer une difformité choquante, ou si elle avait entraîné l'atrophie des testicules. D'ailleurs, cette affection, au lieu de se développer, tend, au contraire, à diminuer avec l'âge. — En résumé, elle ne doit entraîner l'*exemption*, et surtout la *réforme*, que dans des circonstances tout à fait exceptionnelles.

Hydrocèle.

377. L'*hydrocèle* du cordon spermatique, celle de la tunique vaginale, sont des motifs d'*exemption*, mais non de *réforme*, la guérison radicale pouvant en être obtenue par les secours de la chirurgie.

Il est impossible, bien qu'on ait tenté de le faire par divers artifices, de *simuler* avec quelque chance de succès l'une ou l'autre de ces infirmités.

Éléphantiasis.

378. L'*hypertrophie* du scrotum et du tissu cellulaire sous-jacent, connu sous le nom d'*éléphantiasis*, est extrêmement rare en France; si ce cas se présentait, il exigerait toujours l'*exemption*.

Affections des testicules.

379. L'influence qu'exercent les fonctions des testicules sur la constitution des individus, sur leur énergie physique et morale, exige leur état d'intégrité. Ainsi, la *perte*, l'*atrophie* de ces organes, les *dégénérescences* de l'un d'eux, sont des motifs d'*incapacité* pour le service.

Anorchidie, ectopie.

380. L'*absence* des testicules ou *anorchidie* est purement apparente; ce n'est souvent qu'une *ectopie* ou déplacement; tantôt les testicules sont restés dans l'abdomen; tantôt, mais rarement, ils sont au périnée; plus fréquemment ils sont arrêtés dans l'anneau ou le canal inguinal. L'ectopie peut être simple et les testicules faciles à refouler en bas et à y être maintenus ; dans ces cas, il n'y aurait aucun motif de *non-acceptation*. Mais, si ces organes étaient fortement maintenus dans l'anneau, il faudrait proposer l'*exemption*, en raison des douleurs qu'ils provoquent, de leur prédisposition à s'atrophier et des hernies qu'ils entraînent souvent à leur suite. On doit croire à la rétention des testicules dans l'abdomen, et, par conséquent, à l'aptitude du sujet, quand il présente, d'ailleurs, tous les autres signes de la virilité, et qu'aucun témoignage authentique ni aucune trace matérielle ne donne à supposer que ces organes aient été enlevés par une opération chirurgicale ou détruits par blessure.

Atrophie et perte.

381. L'*atrophie* des testicules est plus souvent acquise que congénitale; elle résulte fréquemment d'excès prématurés ou d'accidents mécaniques. Cet état n'entraînerait l'*exemption* que s'il était porté à un haut degré. L'atrophie d'un seul de ces organes, l'autre étant sain et convenablement développé, est *compatible* avec le service militaire; mais, dans le cas où un commencement d'atrophie frapperait le second, le sujet devrait jouir du bénéfice de l'*exemption*.

Orchite.

382. Les engorgements du testicule connus sous le nom d'*orchite* peuvent motiver l'*exemption* lorsqu'ils sont le résultat d'une violence considérable ; si cette affection est chronique, elle peut même provoquer la *réforme*. Il en est souvent ainsi de l'*orchite syphilitique*, qui peut se compliquer de divers accidents et offrir de la tendance à la dégénérescence. — L'*orchite blennorrhagique*, qu'il ne faut pas confondre avec la précédente, et l'*orchite métastatique*, sont sans gravité et n'entraînent aucune conséquence au point de vue de l'*aptitude* au service militaire.

Fistules.

383. Il en est de même des *fistules non adhérentes* du testicule.

Enchondrôme.

384. L'*enchondrôme ou dégénérescence cartilagineuse du' testicule, et les autres *dégénérescences* dont cet organe est fréquemment le siége, sont des motifs évidents d'*exemption* et, le plus souvent, de *réforme*.

Affections du cordon spermatique.

385. L'*inflammation chronique* du cordon, indépendante ou liée à une maladie du testicule, entraînant l'infiltration ou des désordres plus graves, est une cause d'*exemption*, quelquefois même de *réforme*. Il en est ainsi de l'*hydrocèle* et des *dégénérescences* liées à celles du testicule.

Affections des vésicules séminales.

386. Parmi les affections des vésicules séminales, on ne peut signaler que la *spermatorrhée ;* mais il est difficile de la constater devant un conseil de révision. Chez un homme sous les drapeaux, une observation suivie la ferait reconnaître, et l'épuisement qu'elle entraîne après elle serait fréquemment un motif de *réforme*.

MALADIES DES MEMBRES.

Généralités.

387. L'intégrité des membres, dans chacune de leurs parties, est assurément une des plus importantes parmi toutes les conditions qui rendent propre au service militaire. Leurs formes ne doivent présenter aucune exagération, soit par défaut, soit par excès de volume ; les fonctions cutanées doivent s'accomplir avec régularité, la perspiration doit être modérée, la sensibilité tactile convenablement développée ; il est indispensable que les leviers osseux fournissent un point d'appui résistant à l'action musculaire et au jeu des articulations.

Quelques-unes des infirmités des membres pourraient être *dissimulées*, si l'on négligeait d'examiner en détail le jeu de toutes les articulations des bras, celles des mains et des doigts particulièrement, et si l'on n'avait soin de faire marcher devant soi le sujet sur lequel on doit prononcer.

Anomalies des membres.

388. Il est indispensable que les membres, soit thoraciques, soit pelviens, aient entre eux une similitude absolue ; toute *anomalie* d'organisation dans le nombre , dans la forme et dans les rapports, est *incompatible* avec le service militaire.

Inégalité des membres.

389. L'*inégalité* congénitale des membres portée à un certain degré est fort rare ; elle peut être bornée aux membres supérieurs ou inférieurs, ou s'étendre à la fois aux uns et aux autres : on a vu, par exemple, toutes les parties d'un côté plus longues et plus grosses que celles du côté opposé, celles-ci présentant, d'ailleurs, un développement suffisant pour constituer un homme fort et robuste. Il résulte d'une pareille anomalie *incapacité* de servir : d'une part, parce que le maniement des armes ne pourrait s'exécuter que d'une manière irrégulière avec des membres thoraciques inégaux eux-mêmes en force et en longueur ; de l'autre, parce qu'il s'en suit nécessairement, pour les membres inférieurs, une claudication, avec déviation du rachis ; et tous les inconvénients qui y sont attachés.

Incurvation des membres.

390. L'*incurvation* des bras n'est pas rare ; l'avant-bras , au lieu de continuer, dans son articulation avec le bras , la ligne presque droite que le membre entier doit présenter , forme un angle plus prononcé, ouvert en dehors. Il peut résulter de cette disposition vicieuse l'impossibilité d'exécuter avec régularité et précision certains temps du maniement des armes. Il en est de même des jambes *incurvées,* dites *bancales,* qui rendrent impropre au service, parce qu'elles s'opposent à la jonction des talons et qu'elles déterminent dans la marche une gêne, une irrégularité qui va quelquefois jusqu'à la claudication, lorsque la difformité n'existe qu'à une seule jambe. Cette défectuosité est, le plus souvent, liée aux scrofules.

Atrophie des membres.

391. Que l'*atrophie* soit congénitale ou acquise, qu'elle porte sur l'ensemble des membres ou sur un seul, la faiblesse relative qui en résulte nécessairement constitue un motif manifeste d'*incapacité* au service militaire.

Contracture.

392. La *contracture*, ou rigidité et raccourcissement de certains muscles, avec diminution ou perte de leur extensibilité normale, détermine tantôt la flexion et plus rarement l'extension permanente d'une partie d'un membre, et constitue toujours une cause d'*exclusion* du service militaire. La contracture des membres est souvent *feinte*, ce que l'on est fondé à soupçonner quand elle est déclarée ancienne, et que cependant le membre n'est point amaigri. Il est des hommes qui, pendant un temps fort long, tiennent l'avant-bras et la jambe dans une demi-flexion continuelle et réussissent à faire

maigrir leurs membres ; quelques-uns même s'habituent à porter
un talon très-élevé, afin de forcer le genou à rester plié pendant la
marche ; d'autres, et c'est le cas le plus fréquent, condamnent le
pouce et l'indicateur d'une main à un repos absolu dans l'état de
flexion, ou serrent la main entière avec une bande pour amincir
les doigts et les tenir recourbés ; ils laissent la sueur et la malpropreté s'amasser sous ceux-ci, afin d'en rendre la courbure plus
probable, et quelquefois même ils se font une brûlure sur le trajet
des tendons des muscles fléchisseurs pour rendre la rétraction tout
à fait vraisemblable. Toutes ces ruses ne peuvent manquer d'é-
chouer devant l'examinateur éclairé par l'expérience, parce que
les phénomènes de la nature ne sont jamais parfaitement imités par
l'artifice. Dans chacun des cas indiqués, la suspicion doit être éveillée, non pas, à proprement parler, quand les muscles sont durs et
tendus, comme on l'a dit, mais quand la portion charnue présente,
en même temps que de la dureté, le renflement qui accompagne
toute contraction, et qu'on sent dans son épaisseur les tressaille-
ments continuels qui trahissent l'incessante répétition des efforts
contractiles, résistant à l'action exercée pour donner à la partie
une autre direction. Pour rendre le stratagème évident, ou en faire
cesser les effets, il faut lutter de ruse avec le simulateur, distraire
fortement son attention et en même temps chercher à surprendre,
à vaincre inopinément la résistance. D'autres fois, on donnera le
change à sa crédulité en paraissant soi-même ajouter une foi entière à ses assertions, et on l'amènera à des actes qui leur sont con-
tradictoires. On peut dévoiler la fraude en plaçant l'homme suspect
sur un piquet un peu élevé et le forçant à se tenir en équilibre sur
la jambe saine. La fatigue l'oblige bientôt à allonger le membre artificiellement contracté. Enfin, il est un expédient plus direct et
plus puissant : il consiste à appliquer sur le membre, avec une
bande de toile de lin ou de chanvre neuve, un bandage roulé et
bien serré, que l'on mouille ensuite, afin de rendre la compression plus énergique : les membres, ne pouvant plus se contracter
sous cette étreinte uniforme, cessent bientôt de s'opposer aux mouvements. Lorsqu'on opère dans les hôpitaux, il suffit, pour déjouer
la supercherie, d'attendre que le sujet soit endormi pour redresser
le membre frauduleusement fléchi. Ce dernier moyen de vérification
est applicable aussi aux cas d'*ankylose simulée*.

Membres surnuméraires.

393. Cette anomalie est fort rare chez l'homme, s'il s'agit d'un
membre tout entier ; elle est, cependant, observée quelquefois
pour les membres pelviens. Elle est plus fréquente si elle est partielle et limitée, par exemple, aux doigts et aux orteils. Ainsi,
quelques individus apportent en naissant un nombre de doigts ou
d'orteils qui excède les conditions normales ; ces appendices surnuméraires peuvent être incomplets ou posséder l'organisation complète des doigts ou orteils véritables. Ces différents cas entraînent

les mêmes conséquences, au point de vue du service militaire, c'est-à-dire l'*inaptitude*.

Lésions mécaniques.

394. Les *lésions mécaniques* qui affectent les membres, soit dans leur continuité, soit dans leur contiguïté, méritent une sérieuse attention, tant en raison de l'affaiblissement qu'elles déterminent que des difformités qu'elles peuvent laisser après elles. Le jugement à porter découlera nécessairement de leur gravité, de leur étendue, de leur siége, de la nature des tissus ou des parties intéressées, des conséquences qu'elles auront entraînées. Une plaie superficielle et légère est sans gravité; une plaie profonde, quelle que soit sa faible étendue, peut avoir causé des désordres persistants. Les plaies articulaires sont toujours graves.

Résections et amputations.

395. Les *résections* appliquées aux os des membres, soit dans leur continuité, soit dans leur contiguïté, sont toujours des motifs d'*exemption* et souvent de *réforme*. Il en est de même, à plus forte raison, de la perte des membres par *amputation*.

Fractures.

396. Les *fractures* des membres, simples, récentes ou consolidées à l'aide d'un cal peu saillant et sans difformité, ne peuvent constituer un motif d'*incapacité*. Il n'en est pas de même si la fracture, déjà ancienne, est vicieusement consolidée ou a déterminé une fausse articulation, si la réunion s'est opérée par un cal saillant, anguleux et volumineux, avec ou sans raccourcissement du membre. Ce sont autant de cas d'*exemption* ou de *réforme* du service militaire.

Entorses et luxations.

397. Les *entorses récentes* guérissent, le plus souvent, sans suites fâcheuses; mais la possibilité d'accidents secondaires doit engager le médecin expert à porter le plus grand soin à l'examen des cas individuels suivant lequels il devra formuler son jugement.

L'*entorse ancienne*, lorsqu'elle est accompagnée de gonflement, de douleurs, de difficultés dans la marche, entraîne toujours l'*exemption*. Si l'entorse siége aux membres supérieurs, ses conséquences sont moins graves, et elle permet plus souvent un pronostic favorable.

La *luxation congénitale*, surtout du fémur, justifie l'*exemption* du service; il n'en est plus de même si elle est *accidentelle* et bien réduite, à moins qu'elle n'ait déterminé des accidents consécutifs, tels que paralysie partielle avec atrophie du membre, qui sont des motifs suffisants d'*incapacité*.

Les *luxations anciennes bien réduites* n'exigent pas d'*exemption*, à moins qu'il ne soit survenu des accidents consécutifs graves qui s'opposent au jeu de l'articulation.

Les *luxations mal réduites*, de même que les *luxations non réduites*, sont toujours des motifs d'*inaptitude* au service.

Arthrite, hydarthrose.

398. L'*arthrite* et l'*hydarthrose* elle-même, simples et récentes, ne sauraient motiver ni l'*exemption* ni la *réforme*, quelle qu'en soit l'origine, accidentelle ou blennorrhagique, à l'exception, toutefois, de la scapulalgie, et plus encore de la coxalgie, qui sont souvent graves et réclament toute l'attention du médecin expert. Ces affections, à l'état chronique, sont toujours, au contraire, des motifs d'*exemption* et quelquefois de *réforme*. Il en est de même, à plus forte raison, des *tumeurs blanches* articulaires bien constatées et compliquées ou non de fistules ou d'ulcérations.

Ankylose.

399. Voir n° 63, où cette question a déjà été traitée.

Varices.

400. Les *varices*, tumeurs fluxueuses, noueuses et violacées, formées par la distension permanente et l'élongation des veines, peuvent être considérées comme exclusivement propres aux extrémités inférieures, tant il est rare qu'on les rencontre sur les membres thoraciques. Leur existence chez les jeunes gens, lorsqu'on ne peut l'expliquer par aucune cause locale ou aucune influence professionnelle, portent naturellement à les attribuer à un obstacle opposé au cours du sang, soit par la compression de quelque tronc veineux exercée par une tumeur, soit par une lésion des organes centraux de la respiration ou de la circulation. C'est donc dans ce sens que les recherches doivent être faites ; et, lorsque la présence de varices s'ajoute à d'autres signes, même douteux, de quelqu'une des affections précitées, elles doivent faire pencher la décision vers l'*exemption*. Hors ce cas, il n'y a pas à s'arrêter, pour les appelés, devant les varices superficielles et diffuses, qui n'ont aucune gravité. Mais, lorsqu'elles sont plus profondes et se détachent en paquets noueux qui s'élèvent jusqu'à la cuisse, parfois même jusqu'à l'aine, elles doivent être considérées comme un obstacle au service militaire. Parfois on observe un engorgement du membre inférieur qui n'a d'autre cause que la présence de varices profondes, liées le plus souvent à une affection interne grave ; ces cas méritent l'*exemption*.

A l'égard des engagés volontaires et des remplaçants, le jugement ne saurait être le même, et, quelque peu développées que soient les varices, elles doivent motiver un *refus* d'admission. On est d'autant plus autorisé à se montrer sévère pour ces sujets qu'ils peuvent, par certaines précautions et des manœuvres connues, sinon les *dissimuler*, du moins en diminuer momentanément le volume. Lorsque des doutes existent, on peut faire reparaître les varices par l'immersion du membre dans l'eau chaude, par une marche de quelques minutes ou la station verticale prolongée.

En ce qui concerne les sujets présents sous les drapeaux, on ne doit pas perdre de vue que des varices, qui pourraient être gênantes lorsqu'on est obligé à des marches longues et rapides, ne s'opposent point à un service sédentaire, à moins qu'elles ne soient compliquées d'ulcères.

Phlegmon des membres.

401. Le *phlegmon aigu* des membres, s'il est large et diffus, sous-aponévrotique, peut entraîner une suppuration abondante et des cicatrices étendues, et doit être un motif d'*exemption*. Mais, s'il était superficiel et peu étendu, il ne saurait constituer un obstacle au service militaire.

Le *phlegmon chronique* et induré est toujours assez grave pour faire déclarer l'*incapacité*.

Le *panaris*, ou phlegmon des doigts, est sans gravité s'il est superficiel ; mais, s'il est profond, il faut tenir compte des conséquences qu'il peut entraîner à sa suite, incisions multiples et étendues, difformité, rigidité et même perte des phalanges : dans ces cas, l'*exemption* est acquise.

Œdème des membres.

402. L'*œdème des membres* peut être *provoqué* par l'application de ligatures qui mettent obstacle à la circulation ; cette possibilité doit toujours éveiller l'attention du médecin.

L'*éléphantiasis* des membres, s'il se présentait, serait, dans tous les cas, un motif légitime d'*exemption*.

Névralgies, rhumatismes.

403. Les *névralgies habituelles*, telles que la *sciatique*, les *douleurs rhumatismales chroniques*, qui apportent un empêchement réel aux obligations de la vie militaire, sont trop faciles à *simuler* pour qu'on n'ait pas souvent recours à cette allégation, bien que les jeunes gens y soient beaucoup moins sujets que les personnes d'un âge plus avancé. Lorsque les douleurs sont très-intenses et qu'elles durent depuis longtemps, elles produisent toujours un amaigrissement, un affaiblissement notable dans la force des membres dont les muscles, diminués de volume, sont amollis, et dont la forme a quelquefois éprouvé de l'altération. Lorsqu'aucun signe apparent ne décèle leur présence, le médecin pourra tirer quelques inductions de la connaissance de la profession du réclamant et de la contrée qu'il habite. On sait que les enfants de la campagne sont plus sujets à ces affections que ceux de la ville, et qu'il est des genres d'habitation où elles se contractent plus facilement. En réunissant ces diverses données, en les combinant et les comparant, le médecin parviendra presque toujours à distinguer la maladie réelle de celle qui est simulée. Lorsqu'il ne peut établir ce diagnostic, le conseil n'a d'autre voie que d'invoquer la notoriété publique. S'il s'agit de militaires en activité, on trouve un puissant auxiliaire dans les médications énergiques que réclament ces affections lorsqu'elles existent réellement, et qui, en cas d'imposture, finissent par lasser ou intimider le simulateur. Cependant, l'expérience oblige à convenir qu'il est quelques hommes que les traitements les plus longs et les plus douloureux ne sauraient rebuter. Il est donc permis de pencher vers la rigueur plutôt que vers une indulgence qui pourrait rendre l'exemple contagieux ; mais cette sévérité doit scrupuleusement s'arrêter au premier indice d'altération réelle de la santé.

Goutte.

404. La *goutte* est extrêmement rare dans la jeunesse et ne se rencontre guère que dans la vieillesse ; elle s'observe également peu chez les sous-officiers et soldats, à quelque âge qu'ils soient arrivés. Elle constituerait, d'ailleurs, un motif évident d'*incapacité* pour le service militaire.

Difformités professionnelles des mains.

405. Certaines professions manuelles impriment à la main des modifications plus ou moins profondes et parfois même de véritables déformations. Il est rare, cependant, que celles-ci soient portées au point de nécessiter l'*exemption* du service militaire ; il ne faut pas oublier, d'ailleurs, que le changement de profession suffit, le plus souvent, pour les amoindrir notablement ou même les faire disparaître. On ne s'arrêtera donc point à ces difformités, à moins qu'elles ne soient très-prononcées, puisque le métier des armes doit tendre à rétablir la main dans ses conditions normales.

Blessures de la main et des doigts.

406. La main et les doigts sont plus particulièrement le siége de certaines blessures, qui résultent de l'usage habituel de ces parties; ces plaies sont souvent graves et se compliquent de redoutables accidents d'inflammation et de suppuration. Le jugement à porter doit découler de l'examen de chaque cas individuel.

Lésions des doigts et des orteils.—Mutilations.

407. Les *mutilations des doigts et des orteils* rendent *impropre* au service militaire quand elles consistent en l'une des lésions spécifiées dans le tableau ci-joint :

MAIN DROITE.	MAIN GAUCHE.
1° Perte du pouce en totalité, ou perte d'une phalange de ce pouce.	1° Perte du pouce en totalité, ou perte d'une phalange de ce pouce.
2° Perte du doigt indicateur en totalité, ou perte d'une phalange de ce doigt.	2° Perte de l'indicateur en totalité, ou perte de deux phalanges de ce doigt.
3° Perte de deux doigts en totalité, ou perte simultanée de deux phalanges de deux doigts.	3° Perte de deux doigts en totalité, ou perte simultanée de deux phalanges de deux doigts.
4° Perte simultanée d'une phalange des trois derniers doigts.	4° Perte simultanée d'une phalange des trois derniers doigts.

Pied droit ou *gauche :*

1° Perte du gros orteil en totalité, ou d'une phalange de cet orteil;

2° Perte de deux orteils en totalité ;

3° Perte simultanée d'une phalange des quatre derniers orteils.

C'est surtout à l'occasion de ces mutilations que s'élève la question préjudicielle de *provocation*, dont on comprend toute la gravité. Il n'est que trop vrai qu'avant ou après l'admission sous les drapeaux, quelques individus, poussés par un désir immodéré d'exemption, se mutilent volontairement, soit à l'aide d'un instrument tranchant, soit au moyen d'une arme à feu. On conçoit aisément combien est difficile la position du médecin consulté à ce sujet, et à quel degré de certitude sa conviction doit être portée, avant qu'il émette une opinion à la charge de l'inculpé.

L'examen, fait avec la plus scrupuleuse attention, doit porter sur les antécédents du sujet et sur toutes les circonstances de l'accident; mais, en général, cette question ne peut être résolue que lorsque la mutilation est récente, et encore laisse-t-elle alors bien souvent des doutes.

Incurvation des doigts.

408. L'*incurvation* d'un ou de plusieurs doigts, surtout des auriculaires, où elle s'observe plus fréquemment, peut quelquefois causer assez de gêne pour s'opposer à la libre action de la main et motiver l'*exemption.*

Flexion permanente des doigts.

409. La *flexion permanente* des doigts peut être congétinale ou accidentelle, et reconnaître des causes très-diverses, intéressant les téguments des doigts, les tissus cellulaire et fibreux, les muscles et les tendons, les nerfs, les phalanges dans leur continuité ou leur contiguïté. L'attention doit donc se porter sur la peau, qui peut être le siége d'une rétraction cicatricielle ; sur les muscles et les tissus fibreux, qui peuvent être raccourcis par suite de perte de substance ; sur les nerfs, dont la lésion peut avoir déterminé une paralysie locale ; sur les tissus articulaire et osseux. Cette flexion permanente des doigts, à moins qu'elle ne soit légère, entraîne l'*incapacité* de servir ; elle doit être considérée comme *simulée,* si l'on n'en trouve la raison dans les causes et dans les tissus qui viennent d'être indiqués.

Extension permanente des doigts.

410. Les mêmes considérations s'appliquent à l'*extension* permanente, bien reconnue, qui peut affecter un ou plusieurs doigts.

Difformités du pied.—Pieds-bots.

411. Les extrémités des membres présentent des *difformités* connues au pied, où elles sont plus fréquentes qu'à la main, sous le nom de *pieds-bots*. Quels qu'en soient la variété et le degré appréciables, *équin*, *talus*, *varus*, *valgus*, l'*inaptitude* au service est évidente. Un faible degré de pied-bot peut être *simulé* par une fausse position du pied, soit volontaire et momentanée, soit permanente par suite d'une mauvaise habitude ; il n'y aurait point à s'y arrêter.

Pieds plats.

412. La charpente osseuse du pied est conformée, chez le plus grand nombre des individus, de manière à présenter, à son côté interne, une voûte dont la cavité regarde le sol, et dont la convexité forme le dos du pied. Il en résulte que, pendant la station et la marche, la partie de la plante du pied qui répond au sommet de la voûte ne touche point le sol. On donne le nom générique de *pieds plats* à ceux qui ne présentent pas cette disposition. Ici une distinction très-importante doit être faite : tantôt il n'y a qu'aplatissement, tantôt il y a en même temps aplatissement et *déviation* du pied. Les pieds simplement plats ne gênent pas la marche et ne doivent pas constituer un cas d'*exemption ;* les pieds plats et déviés sont toujours, au contraire, incompatibles avec le service. Si, se contentant d'examiner la plante du pied, l'on n'y reconnaît point de concavité, si toute la surface en est calleuse, souillée par la poussière qui s'y est attachée pendant la pression sur le sol, et qu'on déclare l'individu impropre au service militaire, on risque beaucoup de tomber dans l'erreur. Cette fausse appréciation est fondée sur l'opinion que la difficulté de la progression, dans la circonstance dont il s'agit, provient de la compression des nerfs et des autres parties molles qui se trouvent dans cette région. L'expérience contredit cette assertion. Beaucoup d'habitants de la campagne, et plus particulièrement les montagnards, ont la plante des pieds plane, sans aucune excavation, pressant le sol sur toute sa surface, et cependant ces hommes sont, en général, d'excellents marcheurs. Le pied *plat* et *dévié*, qui rend impropre à être soldat, consiste non-seulement dans l'effacement de la concavité inférieure du pied et dans l'aplatissement de sa face supérieure, mais encore dans son inclinaison anormale ; la cheville ou malléole interne descend alors très-bas, fait saillie ; l'astragale est inclinée en dedans, et l'axe de la jambe ne tombe pas exactement sur le centre du pied. Il s'ensuit que le côté interne de chaque articulation des jambes avec les pieds est proéminente, les malléoles correspondantes sont exposées à s'entre-heurter douloureusement dans la marche ou à être meurtries sur un terrain inégal ; les ligaments latéraux de la même région sont allongés, affaiblis, et, durant les marches soutenues, cette partie tiraillée souffre, s'irrite et s'engorge. Aucun de ces accidents n'arrive dans les cas où, bien que la surface inférieure des pieds soit plane , la ligne osseuse formée par les jambes et le pied offre sa rectitude normale ; la forme du pied provient souvent alors de ce que la courbure est remplie par les muscles de la face plantaire, qui ont pris un accrois-

sement insolite par suite de l'exercice auxquels ils sont accoutumés. Cette circonstance, loin d'indiquer un obstacle à la marche, prouve au contraire l'énergie de la puissance locomotrice.

Pieds creux.

413. Une conformation opposée à celle du *pied plat,* et qu'on pourrait appeler *pied creux,* se rencontre quelquefois ; elle est caractérisée par une excavation plus ou moins profonde du pied et par une voussure à saillie correspondante du cou-de-pied. Cette dernière circonstance ne se présente pas lorsque l'excavation reconnaît pour cause une lésion traumatique avec perte de substance. Cette difformité doit entraîner l'*exemption,* lorsqu'elle est assez prononcée pour apporter obstacle à la marche.

Direction vicieuse des orteils.—Chevauchement.

414. La direction naturelle des orteils peut être changée de diverses manières et par différentes causes. L'un d'eux peut avoir quitté sa place et sa direction normales pour se porter en haut et latéralement, de manière à croiser à angle aigu celui qui est placé à ses côtés. Pour peu que la déviation soit ancienne, les surfaces articulaires elles-mêmes ont changé de direction, et la guérison est à peu près impossible. Ce chevauchement d'un ou de plusieurs orteils, s'il existe à un degré intense, s'il est permanent et ne cède que difficilement à une pression mécanique, gêne plus ou moins la progression, et peut, à ce titre, nécessiter l'*exemption.*

Quelques jeunes gens le *provoquent :* on reconnaît la fraude en s'assurant si à la pulpe de l'orteil déplacé répond, sur le dos de l'autre, une cavité destinée à le loger.

Orteil en marteau.—Marcher sur l'ongle.

415. Dans un autre cas, la première phalange de l'un des orteils, et c'est ordinairement celle du troisième, se redresse peu à peu de manière à former, avec l'os du métatarse qui la soutient, un angle obtus qui se rapproche plus ou moins de l'angle droit, en même temps le deuxième et le troisième s'inclinent dans une flexion de plus en plus marquée : de sorte que l'extrémité de l'orteil, dirigée en bas, appuie sur le sol dans la station et la progression. L'orteil se trouve ainsi comprimé entre l'empeigne et la semelle du soulier. Cette pression cause une douleur plus ou moins vive, la peau s'enflamme, rougit, souvent même s'ulcère sur l'angle saillant ; la progression devient pénible ; les personnes chez lesquelles cette infirmité est très-prononcée sont incapables de soutenir une longue marche, surtout lorsque la troisième phalange se fléchit sur la seconde à un tel degré que l'orteil, au lieu d'appuyer sur son extrémité charnue (*orteil en marteau*) porte sur l'ongle même, ce qui s'appelle *marcher sur l'ongle.* Cette dernière condition est de rigueur ; quand la pulpe de l'orteil pose sur le sol, la marche peut encore s'exécuter, et il n'y a pas motif à *exemption.*

Doigts et orteils palmés.

416. Parfois les doigts et les orteils sont réunis par un prolongement de la peau qui, de leur racine, s'étend plus ou moins loin de leur extrémité, ce que l'on désigne par l'épithète de *palmés*. Lorsque la membrane anormale s'observe à tous les doigts d'une main, l'*exemption* s'en suivra lors même que cette membrane ne s'étend que jusqu'à la première articulation phalangienne. Deux doigts seulement, réunis d'un bout à l'autre, entraîneraient la même décision, tandis que, réunis dans un espace de 25 à 30 millimètres, le service n'aurait à souffrir que si la jonction existait entre le pouce et l'index, ou entre celui-ci et le médius. Quant aux orteils, à l'exception du premier, il faudrait qu'ils fussent tous, depuis leur insertion jusqu'à leur extrémité, réunis par une membrane en une seule masse, pour *interdire* l'entrée au service. Le gros orteil doit toujours être libre dans toute son étendue.

Exostose sous-onguéale.

417. L'*exostose sous-onguéale du gros orteil*, bien que constituant une affection peu grave, entraîne cependant l'*exemption*, parce qu'elle exige une opération sanglante. Mais elle ne motiverait que très-exceptionnellement la *réforme*.

Tumeur du gros orteil.

418. La *tumeur* placée sur la face interne de l'articulation métacarpo-phalangienne du gros orteil, et connue sous le nom d'*oignon*, varie de gravité. Si elle ne s'étendait pas au delà de l'épiderme et du derme, il n'y aurait point à s'y arrêter; mais, si les tissus fibreux, le périoste, les tissus osseux étaient eux-mêmes altérés, comme c'est le cas le plus fréquent, il faudrait déclarer l'*inadmissibilité*. La *réforme* devrait également être proposée dans le cas où cette tumeur aurait résisté aux traitements dirigés contre elle.

Cors.

419. Les *cors* aux pieds constituent, en général, une infirmité légère; cependant, ils peuvent avoir acquis assez de développement pour apporter une gêne notable dans la marche; on n'y remédie qu'imparfaitement par la section, et dans des circonstances, à la vérité exceptionnelles, ils pourraient motiver l'*exemption*. La *réforme* ne pourrait être proposée que bien plus exceptionnellement encore.

Mal perforant du pied.

420. Le *mal perforant du pied*, affection nouvellement connue, attaque principalement la plante du pied, le niveau des articulations métatarso-phalangiennes, la pulpe des orteils et le talon.

Cette maladie se caractérise par un épaississement de l'épiderme qui recouvre une surface ulcérée, d'où s'échappe une petite quantité de liquide visqueux, presque incolore, fétide. Ces ulcérations se cicatrisent difficilement et tendent à s'accroître en profondeur.

Cet état grave, qui ne peut être ni *provoqué*, ni *simulé*, doit toujours être considéré comme un cas d'*inaptitude* au service.

Transpiration fétide des mains et des pieds.

421. C'est particulièrement aux endroits où les membres s'attachent au tronc et sont en contact permanent avec lui, que la transpiration cutanée s'exhale avec le plus de continuité et d'abondance; là se trouvent les principaux foyers de l'odeur qu'elle répand; or, cette odeur peut présenter habituellement une telle *fétidité* qu'il en résulte une cause incontestable de *refus*. Mais on conçoit quelle prudente réserve il faut mettre dans ce jugement; en effet, il est des individus chez lesquels cette grave incommodité ne se manifeste que lorsqu'ils se livrent à l'exercice; ils peuvent donc aisément la *dissimuler*, ou, s'ils la déclarent, il est difficile d'en reconnaître immédiatement la réalité; d'un autre côté, elle est souvent *simulée*, bien que, lorsqu'elle est réelle, cette odeur présente toujours un caractère *sui generis* qui permet de la constater aisément. On ne devrait donc l'admettre, comme motif d'*exemption*, qu'autant qu'elle serait attestée par des témoignages authentiques, ou qu'elle persisterait avec une grande intensité après qu'on aurait soumis l'individu à des lotions savonneuses; encore ne faut-il point oublier qu'elle dépend parfois de la profession, et qu'elle est, par conséquent, susceptible de se dissiper par un changement de position, tel que le passage à la vie militaire et l'observation des soins de propreté auxquels les soldats sont astreints.

Affections des ongles.

Hypertrophie.

422. Les *ongles*, surtout aux pieds, peuvent être le siége d'une *hypertrophie* qui les rend analogues à de véritables *productions cornées.* Cet état ne constituerait une *incapacité* au service militaire que par son énorme développement, s'il était bien démontré qu'on ne peut y remédier par de fréquentes sections.

Déviation.

423. Il en est de même d'une *déviation considérable* des ongles qui accompagne souvent l'hypertrophie.

Ongle incarné.

424. Enfin, le gros orteil est quelquefois le siége d'une lésion connue sous le nom d'*ongle incarné*, d'*ongle entré dans les chairs*: l'ongle, accru d'une manière vicieuse ou pressé par les parties molles latérales serrées elles-mêmes dans une chaussure trop étroite, s'engage dans la rainure qui reçoit son bord latéral; il irrite les parties qui la forment, les ulcère et y occasionne le développement de chairs mollasses quelquefois fongueuses ; des douleurs lancinantes, toujours exaspérées par la marche, accompagnent cette maladie.

L'ongle incarné, pouvant être guéri sans opération, ne motiverait l'*exemption* que s'il offrait une gravité exceptionnelle et se compliquait d'un état fongueux des chairs. Il ne peut être que très-rarement un cas de *réforme*.

Onglade syphilitique.

425. L'*onglade syphilitique*, qui peut simuler l'ongle entré dans les chairs, ne saurait jamais être considérée comme un motif d'*incapacité* au service.

Affections des bourses séreuses et des membranes synoviales.

Hygroma, kystes, etc.

426. L'*hygroma* ou hydropisie des bourses séreuses sous-cutanées, et plus particulièrement de celle du genou, peut être assez volumineux pour mettre obstacle à la marche et entraîner l'*exemption*. S'il n'a qu'un faible développement, il n'y a pas lieu de s'y arrêter.

Les mêmes considérations s'appliquent aux *tumeurs synoviales* et aux *kystes* du poignet et du jarret. Les petits kystes synoviaux, tels qu'on en rencontre assez fréquemment sur les tendons extenseurs de la main, ne sont point un *empêchement* au service militaire, à moins d'un volume considérable.

Corps étrangers dans les articulations.

427. Il se forme quelquefois, dans l'intérieur des capsules articulaires, des corps durs, arrondis ou aplatis, le plus souvent cartilagineux, qui occasionnent de la douleur et gênent l'exercice des mouvements. Ces corps, sans adhérences, peuvent se produire dans toutes les articulations mobiles ; mais c'est dans le genou qu'on les trouve le plus fréquemment et qu'ils déterminent des accidents qui s'*opposent* au service.

L'interposition d'une frange synoviale entre les surfaces articulaires peut en imposer pour cette affection ; mais elle n'entraîne aucune conséquence fâcheuse et ne saurait, par conséquent, justifier ni l'*exemption* ni la *réforme*.

Claudication.

428. La *claudication* peut être le résultat du plus grand nombre des lésions précédentes, lorsqu'elles existent aux membres inférieurs ; ainsi, elle est due à une difformité congénitale, à une déviation d'un des côtés du bassin, à la douleur, à la tuméfaction des membres. Quelle qu'en soit la cause, à moins que celle-ci ne soit une affection aiguë reconnue compatible avec le service militaire, elle doit entraîner l'*exemption* ou la *réforme*.

Mais cette infirmité est souvent *simulée*, et la fraude exige parfois.

une sérieuse attention de la part du médecin. Ce n'est que par une mensuration exacte que l'on peut s'assurer de l'inégalité de longueur des membres pelviens, et, par conséquent, de la réalité de la claudication attribuée à cette cause. Dans ce but, on fait coucher le sujet horizontalement sur le dos, et l'on mesure, comparativement des deux côtés, l'espace compris entre la partie la plus saillante de la crête iliaque et la malléole externe, en faisant passer exactement le ruban au devant du grand trochanter.

IMPOTENCE LÉGALE.

429. La loi du 21 mars 1832 accorde l'*exemption* au frère puîné ou au fils ou petit-fils puîné d'une femme actuellement veuve ou d'un père aveugle ou entré dans sa soixante et dixième année ou atteint de toute autre *infirmité incurable qui le rend impotent.*

L'*impotence,* dans le sens de la loi, doit être considérée comme l'impossibilité, par suite d'infirmités congénitales ou acquises, de pourvoir à sa propre subsistance et de venir en aide à sa famille. Lorsqu'il s'agit d'infirmité acquise, l'impotence doit s'entendre de l'impossibilité de continuer à exercer la profession que l'on avait embrassée, ou toute autre profession en rapport avec les habitudes de l'individu.

L'*incurabilité*, quand il ne s'agit pas de la perte absolue d'un membre ou d'un organe important, doit être prononcée lorsque les caractères séméiologiques de la blessure ou de l'infirmité, et l'insuccès de traitements méthodiques, suffisamment variés et prolongés, s'accordent à faire présumer que le sujet ne guérira point, à moins de circonstances exceptionnelles que la science et l'expérience ne permettent pas de prévoir.

Les officiers de santé devront se bien pénétrer de l'esprit de la recommandation suivante, insérée au n° 27 de l'Instruction explicative du 30 mars 1832, au sujet de l'*exemption* accordée aux frères puînés lorsque les aînés sont impotents : « Cette disposition, récla-« mée instamment dans l'intérêt des familles, ne sera sans doute « appliquée par les conseils de révision qu'après qu'ils auront bien « constaté l'état physique de l'aîné d'orphelins ou de l'aîné des fils « ou petits-fils qui devra procurer l'exemption à son frère puîné ; « les conseils de révision ne voudront pas changer en un abus un « bienfait réel de la loi. »

CONCLUSIONS.

430. L'instruction qui précède ne saurait être considérée comme un code de prescriptions absolues ; mais les indications qu'elle présente, combinées judicieusement avec les résultats de chaque

examen individuel, doivent diriger les officiers de santé et peuvent concourir à éclairer les membres du conseil chargés de statuer.

Lorsque les médecins experts croiront devoir donner des développements à leur avis et le maintenir malgré l'opinion opposée du conseil, ils le feront toujours avec modération et avec la dignité que commande leur profession non moins que la position officielle des juges. Il importe, à ce sujet, de poser un principe capital : c'est que le médecin ne doit pas acquérir pour lui seulement la conviction de l'existence du fait sur lequel son attention est appelée, il doit encore faire partager cette conviction au conseil et aux assistants ; il convient donc que, chaque fois qu'il y a possibilité de le faire, il appuie son avis sur une démonstration sensible, matérielle, évidente, au lieu de se borner à une déclaration pure et simple. Mais, en suivant cette voie, il y a un écueil à éviter : c'est de se laisser entraîner par la facilité de démontrer les infirmités externes et de négliger les lésions internes, presque toujours beaucoup plus graves. Les conseils de révision sont, en général, disposés à accorder l'*exemption* pour des infirmités visibles ou palpables, quoique souvent légères, et ils se montrent plus rigoureux au sujet d'altérations viscérales, qui ne frappent pas leurs sens. Le médecin s'efforcera, dans l'occasion, de faire valoir cette importante considération.

Des jeunes gens montrent quelquefois de la répugnance à subir la visite du médecin. Le Ministre a fréquemment invité les conseils de révision à s'efforcer, par un langage simple et persuasif, de faire apprécier l'utilité de cette visite, autant dans l'intérêt de la population que dans celui de l'armée. Les officiers de santé qui en sont chargés comprennent trop bien cette partie délicate de leurs obligations, pour qu'il soit utile de leur rappeler, à ce sujet, le vœu du Ministre. Ils ne cesseront, comme ils l'ont fait jusqu'à ce jour, de procéder à cette visite avec douceur, patience et une bienveillante attention ; ils continueront à mettre les jeunes gens à l'abri d'une curiosité indiscrète, et à prendre toutes les précautions nécessaires pour ménager les légitimes susceptibilités des familles.

Enfin, les médecins militaires se rappelleront toujours qu'ils ont pour mission d'assurer à l'armée un bon recrutement, tout en sauvegardant les intérêts des populations. Lorsque quelque doute sérieux restera dans leur esprit sur la validité d'un homme, ils agiront conformément à leur conscience et aux obligations que la loi leur impose, en proposant au conseil sa non-admission sous les drapeaux.

Paris, le 2 avril 1862.

APPROUVÉ :

Le Maréchal de France,
Ministre Secrétaire d'Etat de la guerre,

Signé : RANDON.

TABLE DES MATIÉRES.

MALADIES GÉNÉRALES.

MALADIES DES TISSUS.

MALADIES DE LA PEAU.

(308)

MALADIES DU NEZ ET DES FOSSES NASALES.

(315)

ERRATA.

Page.	Ligne.	Au lieu de :	Lisez :
180	40	ulțérations	ulcérations
182	44	les déchaussements	le déchaussement
193	40	de muscles	des muscles
247, 218, 223		conjonctivité	conjonctivite
218	17	néphlion	néphélion
226	17	varidiqueux	variqueux
228	4	du strabisme	de strabisme
229	39	ou l'écartement	et l'écartement

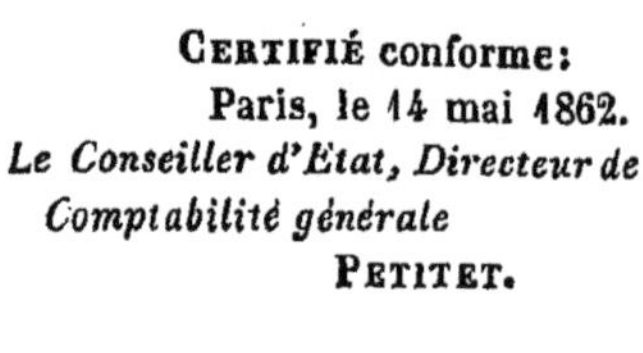

COLLATIONNÉ :
Le Chef du Bureau des Lois et Archives,
E. FROSTÉ.

CERTIFIÉ conforme:
Paris, le 14 mai 1862.
Le Conseiller d'Etat, Directeur de la
Comptabilité générale
PETITET.

Paris.—Imprim, de Cosse et J. Dumaine, rue Christine, 2.